Dr. med. Bernd Guzek/Gaby Guzek

Hautpilz erfolgreich behandeln

Praktische Therapievorschläge und Anwendungen bei Haut- und Nagelpilz
Mit Checklisten zur Selbstdiagnose und Hilfe zur Vorbeugung

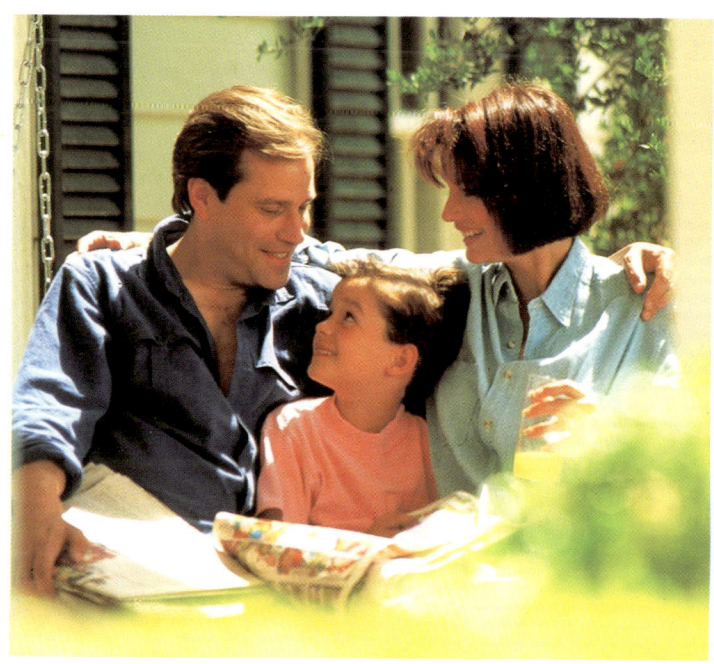

Südwest

Inhalt

Vorwort

Pilze an Haut, Haaren und Nägeln sind weithin auf dem Vormarsch. Früher litten in unseren Breiten vor allem solche Menschen unter diesen Schmarotzern, die unter schlechten hygienischen Bedingungen leben mußten; heute machen sich Haut- und Nagelpilze buchstäblich überall breit. Jeder dritte plagt sich im Laufe seines Lebens mit häßlichen roten, manchmal juckenden Flecken auf der Haut oder unansehnlich verfärbten und verformten Nägeln herum.

Viele Betroffene und auch mancher Mediziner betrachten Pilzinfektionen der Haut und Nägel noch immer als ein rein kosmetisches Problem. Neuere Studien über diese Pilze haben jedoch gezeigt, daß man die Schmarotzer damit weit unterschätzt: Ein bestimmter Nagelpilz beispielsweise produziert eine antibiotikaähnliche Substanz, auf die der Körper auf Dauer allergisch reagiert. Manche Betroffene handeln sich so eine Penizillinallergie ein und können dann dieses Medikament nicht mehr einnehmen, wenn sie es wegen einer Krankheit einmal dringend bräuchten.

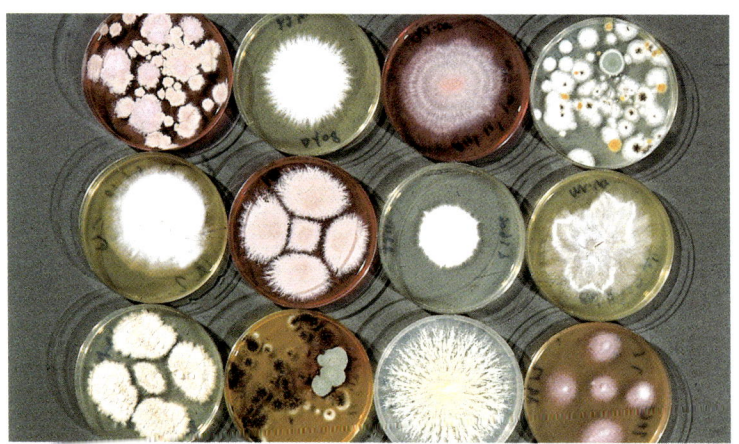

Pilzkulturen im Labor. Pilzinfektionen sind heute weit verbreitet – fast schon eine Volkskrankheit …

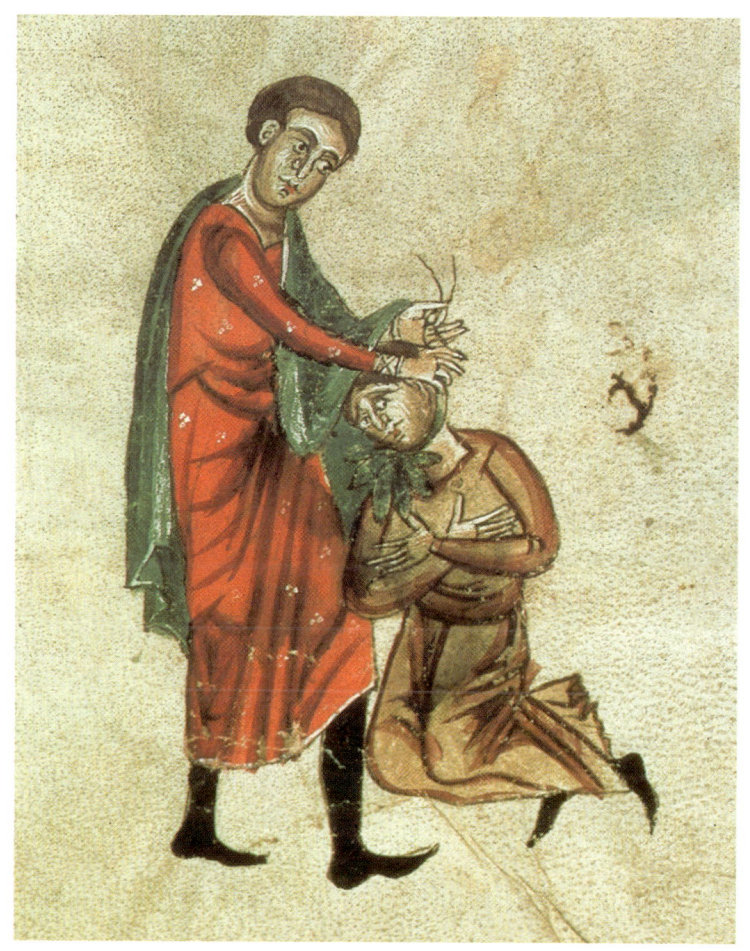

… aber problemlos heilbar. Keiner muß sich, wie früher, lange mit den lästigen Schmarotzern plagen.

Noch bis vor wenigen Jahren war es schwer, einen Haut- oder Nagelpilz loszuwerden, wenn er sich einmal festgesetzt hatte. Quälende Prozeduren wie etwa das Ziehen eines pilz- befallenen Nagels waren keine Seltenheit. Blieben die Schmarotzer ihrem unfreiwilligen Gastgeber dann dennoch treu, fand man sich achselzuckend mit ihnen ab. Nicht umsonst heißt eine bestimmte Pilzkrankheit bis heute im Volksmund Erbgrind. Heute jedoch gibt es zuverlässige Methoden, die lästigen Schmarotzer dauerhaft zu vertreiben.

Mal Freund, mal Feind

Jeder weiß, was Pilze sind: Der Feinschmecker will Steinpilze, Pfifferlinge oder gar Trüffel nicht missen. Ohne Hilfe der Hefepilze gäbe es außerdem weder Brot noch Bier, noch pikanten Gouda oder Camembert. Auch der Wein ist ein Produkt der Pilze: Die Weinhefe sorgt für die Grundsubstanzen des edlen Tropfens, und der Grauschimmel bewirkt die Edelfäule, wenn ihm ein trockener, warmer Herbst hilft. Der Medizin liefern Pilze vor allem eine große Anzahl von Antibiotika, die etliche Krankheiten fast in Vergessenheit gebracht haben, an denen noch zur Jahrhundertwende die Menschen reihenweise starben.

Aber keine Familie ohne schwarze Schafe: Die nützlichen Pilze haben einige unfreundliche Verwandte, die den Menschen befallen und Krankheiten auslösen können.

Was alle Pilze gemeinsam haben

Die Pilze: Eine ganze Welt verwandter Organismen – hilfreich oder gefährlich.

Pilze gehören biologisch eigentlich zu den Pflanzen. Ihre nächsten Verwandten sind die Algen. Aber sie haben weder Wurzel noch Blüte oder Chlorophyll – deshalb sprechen Wissenschaftler von einem eigenen Reich der Pilze.

Ein Pilz besteht zu einem großen Teil aus einem unsichtbaren Geflecht, dem Myzel. Es läßt sich am ehesten mit den Wurzeln einer Pflanze vergleichen. Aus ihm kann manchmal ein Fruchtkörper herauswachsen. Einige dieser Fruchtkörper sind begehrte Speisepilze, andere eher gefürchtete Erscheinungen wie beispielsweise der Hausschwamm. Das Myzel dagegen gedeiht im verborgenen und kann sehr lang werden. Auch menschliche Gewebe, wie etwa die der Haut oder der Nägel, kann ein Pilz mit einem unsichtbaren Geflecht durchziehen.

Pilze sind Schmarotzer

Pilze können keine Energie aus Luft und Sonne herstellen, wie es etwa Blumen und Bäume tun. Deshalb müssen sie sich mit den Nährstoffen begnügen, die ihnen andere Organismen zur Verfügung stellen. Dazu besiedeln sie mit Vorliebe abgestorbene Pflanzen oder Tierkadaver.

Manchmal dienen ihnen aber auch Lebewesen als Futterquelle. Wenn sie so schmarotzen und ihrem unfreiwilligen Wirt schaden, nennen wir sie schädlich – pilzkundige Mediziner, die Mykologen, sprechen dann von pathogenen Pilzen.

Pilze sind auf einen Wirtsorganismus angewiesen. Wenn sie sich einmal festgesetzt haben, sind sie schwer zu entfernen.

Warum können Pilze schädlich sein?

Ein Pilz gilt dann als schädlich, wenn er in der Lage ist, im menschlichen Körper dauerhaft zu überleben und sich von ihm zu ernähren. Etwa 100 von rund 120 000 Pilzarten sind dazu in der Lage.

Pilze sind hartnäckig

Um sich an einigen Stellen des Körpers auf Dauer einzunisten, müssen sie sich an den Körperzellen des Wirtes festhalten können. Dafür besitzen pathogene Pilze chemische Substanzen, mit denen sie an Hautzellen regelrecht »andocken« können. Einmal geschlossen hält diese Verbindung fest wie Sekundenkleber. Selbst kräftiges Rubbeln – etwa an pilzinfizierten Füßen – kann sie nicht mehr vollständig entfernen.

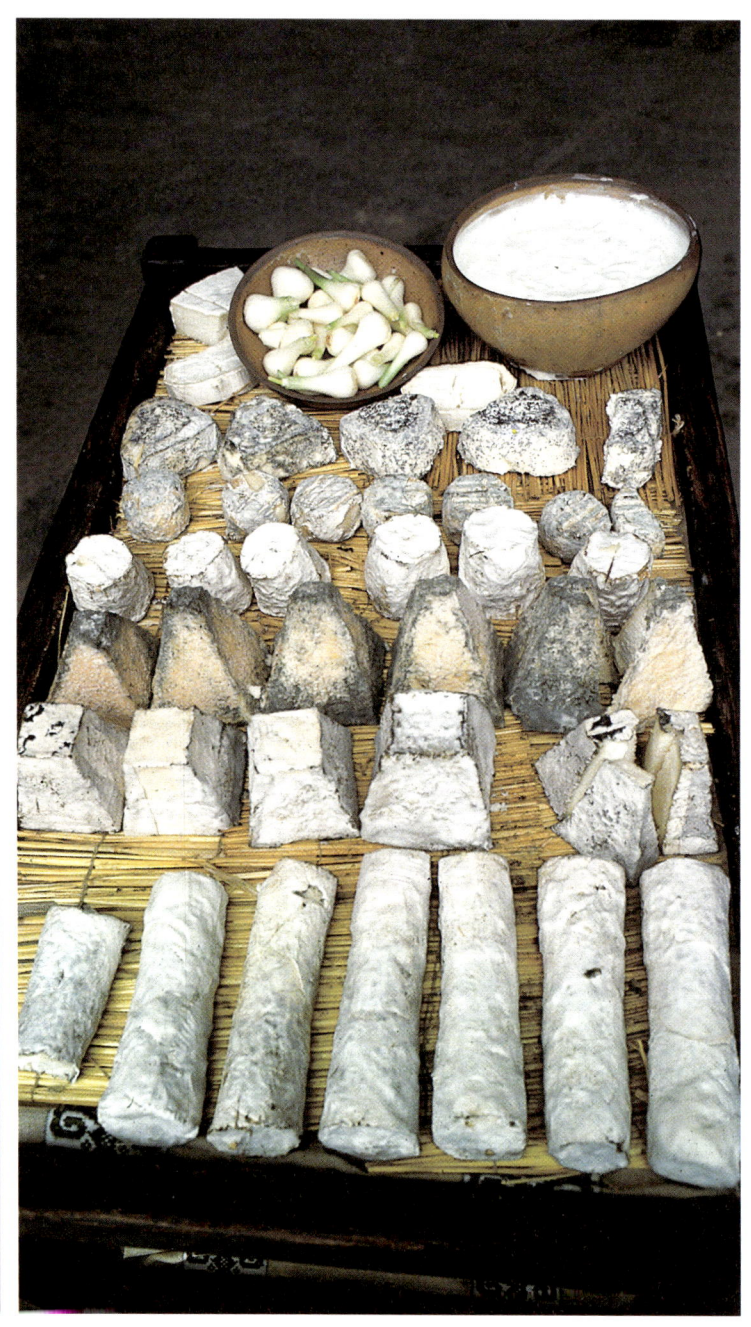

Nicht nur namensgleich, sondern auch biologisch verwandt: Speisepilze, Hefe und Blauschimmel im Käse gehören zur gleichen Familie.

Manche Pilze sind in der Lage, chemische Substanzen zu produzieren, mit denen sie Hautzellen auflösen und einfach durch sie hindurchwachsen. Dabei halten sie auch harte, hornige Materialien wie etwa Fuß- oder Fingernägel oder Haare nicht auf.

Unsere Haut – Säureschutzmantel gegen Pilzbefall

Normalerweise ist die Haut auch gegen solche aggressiven Tricks keinesfalls wehrlos: Als unsere Barriere zur Außenwelt ist sie darauf spezialisiert, sich ständig gegen unliebsame Eindringlinge zur Wehr zu setzen. So sehen sich die Hautpilze einem gut funktionierenden Säureschutzmantel gegenüber und haben gegen die körpereigene Immunabwehr in der Regel schlechte Karten.

Funktioniert diese Abwehrbarriere aber nicht mehr optimal oder stürmen zu viele Pilze auf sie ein, können sich die Schmarotzer festsetzen.

Eine Chance haben Pilze nur, wenn der Säureschutzmantel unserer Haut Löcher hat.

Haut- und Nagelpilze

Der Begriff »Haut- und Nagelpilz« sagt eigentlich wenig über den Pilz selbst aus: Die Mediziner bezeichnen damit nur den Wachstumsort und nicht seine biologischen Eigenheiten. Prinzipiell kann ein Nagelpilz genausogut an anderen Orten als auf einem Finger- oder Zehennagel wachsen. Es hängt von äußeren Umständen und nicht von der Art des Pilzes ab, wo sich ein Pilz festsetzt.

Um die verschiedenen Pilze unterscheiden zu können, teilen Mykologen sie in drei Arten ein:

- Dermatophyten
- Hefen
- Schimmelpilze.

Drei Arten von Pilzen können Haut, Schleimhaut und den Verdauungstrakt des Menschen befallen.

Alle drei Familien können sowohl Haut als auch Nägel befallen und einige von ihnen auch den Darm oder innere Organe. Deshalb unterscheiden die Mediziner auch noch nach Hautmykosen und Pilzerkrankungen innerer Organe, den Endomykosen.

Pilze auf der Haut

Dermatophyten sind die Haut- und Nagelpilze im engeren Sinne. Sie fühlen sich auf Haut und Nägeln pudelwohl – und verursachen rund 80 Prozent aller Nagel- und Hautpilzinfektionen.

- Haut und Nägel sind vor allem deshalb Domizil der Hautpilze, weil diese Temperaturen von weniger als 37°C bevorzugen.

Auf Haut und Nägeln fühlen sich Pilze wohl. Dort breiten sie sich aus und ernähren sich auch von lebenden Zellen des Wirtskörpers.

Früher nahm man an, daß sich diese Pilze nur von den ohnehin abgestorbenen Haut- oder Hornschüppchen ernähren würden. Doch es hat sich gezeigt, daß ein Dermatophyt die Haut mit seinem Pilzgeflecht regelrecht durchzieht. Dermatophyten können die Hornschicht mit speziellen Enzymen und anderen Stoffen auflösen und so in die Haut eindringen. Gleiches gilt für Haare und Nägel. Ihr Wachstum kann die Haut zerstören, weil sie sich auch von noch lebenden Zellen ernähren. Das klingt zwar gruselig, ist aber halb so schlimm: Pilzinfektionen mit Dermatophyten sind zwar lästig und oft hartnäckig, aber in der Regel nicht lebensgefährlich – und sie sind darüber hinaus heute heilbar.

Wenn Pilze Gift produzieren

Dermatophyten können in der Haut Stoffe freisetzen, die das Immunsystem des unfreiwilligen Gastgebers aktivieren. Der Körper ergreift also von sich aus erste Gegenmaßnahmen. Einige Dermatophyten allerdings können gelegentlich richtig gefährlich werden: Sie produzieren ein Gift, das die Leber schädigt und sogar Leberkrebs hervorruft.

Eine andere Hautpilzart produziert das Antibiotikum Penizillin, um sich die Bakterien der natürlichen Hautflora vom Leibe zu halten. Das kann zu großem Erstaunen bei Arzt und Patient führen: Normalerweise reagiert ein Mensch nur dann allergisch auf Penizillin, wenn er es vom Arzt schon einmal erhalten hat. Wer aber über längere Zeit einen bestimmten Haut- oder Fußpilz hatte, kann allergisch auf Penizillin reagieren, auch wenn er es noch nie eingenommen hat. Schließlich sitzt auf seiner Haut eine eigene kleine Antibiotikafabrik.

Wenn Sie auf Penizillin allergisch reagieren, obwohl Sie es vorher nie benutzt haben, kann ein Pilz daran schuld sein.

Wie Pilze den Säureschutzmantel austricksen

Der Säureschutzmantel der Haut ist für viele Dermatophyten kein sonderliches Problem. Die Säure hält in erster Linie nur säureempfindliche Bakterien ab. Viele Dermatophyten produzieren Alkali, das Gegenteil von Säure, und neutralisieren den Schutzmantel der Haut damit. Insgesamt sind heute 39 Dermatophyten bekannt, die dem Menschen schaden können. Pilzexperten unterscheiden im wesentlichen drei Dermatophytengattungen mit klangvollen Namen: *Trichophyton*, *Microsporum* und *Epidermophyton*.

Um sich auf dem Menschen niederlassen zu können, produzieren manche Pilzarten alkalische Substanzen, die den Säureschutzmantel der Haut neutralisieren.

Die Tricks der Pilze

- Hefen spalten die für die Körperabwehr im Darm zuständigen Immunglobuline A auf.
- Hefen tarnen sich als körpereigene Zellen.
- Dermatophyten neutralisieren den Säureschutzmantel der Haut mit Alkali.
- Manche docken an Hautzellen an und gehen mit diesen Zellen extrem feste Verbindungen ein.

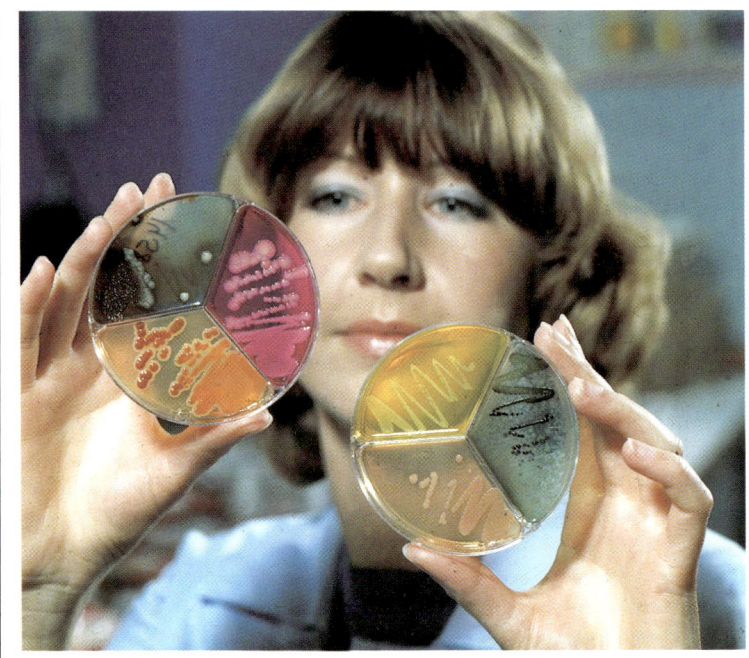

*Im Labor wird sichtbar,
wie schnell und unaufhaltsam
Pilzkulturen wachsen.*

Kein Therapeut kann auf den ersten Blick mit hundertprozentiger Sicherheit sagen, aus welcher Familie der Pilz stammt, der sich auf einem infizierten Nagel oder auf einer verdächtigen Hautstelle breitgemacht hat.

Jeder ist gefährdet

Krank machende Dermatophyten können jeden befallen. Eine genetische Veranlagung scheint aber bei manchen Menschen die Infektion zu begünstigen: Ein bestimmter Pilz, *Trichophyton concentricum*, befällt z. B. fast nur Menschen, die im Pazifikgebiet geboren wurden.

Die durch Dermatophyten hervorgerufenen Erkrankungen der Haut, Haare und Nägel bezeichnen die Mediziner meist als Tinea – der lateinische Begriff bedeutet soviel wie Motte oder Schabe. Die ersten Mediziner, die sich mit dieser

Erkrankung beschäftigten, hatten wohl bei der Namensgebung den Mottenfraß vor Augen. Hinter den Begriff »Tinea« stellen die Mediziner dann den Ort, an dem die Erkrankung auftritt: Dermatophyteninfektionen am Kopf heißen deshalb beispielsweise Tinea capitis (caput = lateinisch für Kopf, Haupt).

Hefen

Hefe gibt es nicht nur im Bier und im Pizzateig: Einige Verwandte der Bäcker- und Brauerhefe können auch krank machen. Mikrobiologen nennen diesen Pilz *Candida*. Die meisten Infektionen verursacht *Candida albicans*, wörtlich übersetzt: die weiße Hefe. Sie ist auch bei den Ärzten am bekanntesten.

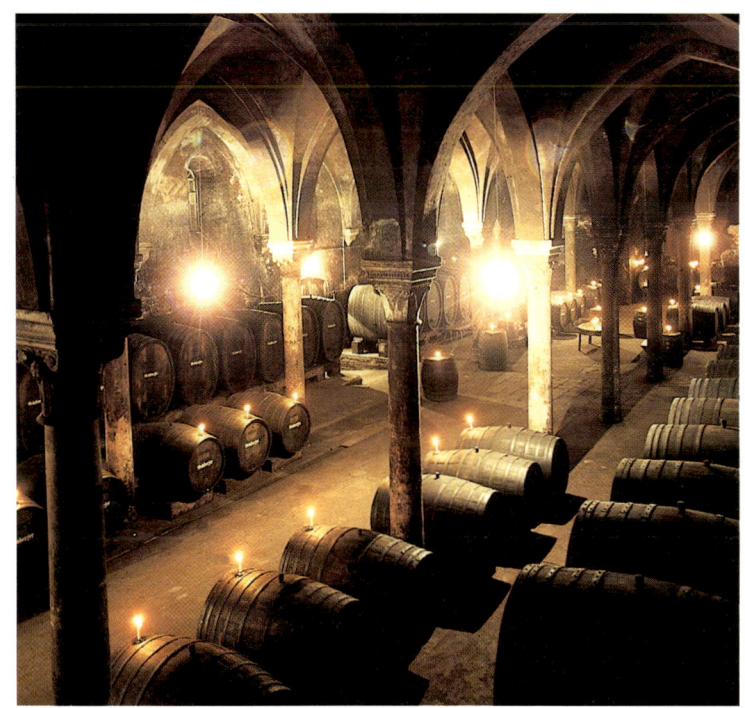

Hier werden Hefen gern gesehen: Natürliche Hefepilze bringen den Wein zum Gären.

Viele Mediziner sagen *Candida*, wenn sie *Candida albicans* meinen. Doch es gibt mehrere krankmachende *Candida*-Arten wie etwa *Candida krusei*, *Candida glabrata* oder *Candida tropicalis*.

Daneben gibt es noch eine ganze Reihe anderer Hefen, die seltener auftreten. Hefen können neben Haut und Nägeln auch innere Körperteile, wie vor allem den Darm, befallen. Dort machen sie sich mit einer Reihe z. T. sehr unangenehmer Symptome bemerkbar – beispielsweise können Müdigkeit, Blähungen und Heißhungerattacken auf eine Pilzinfektion des Darmes hinweisen.

Zu diesem Thema ist im Südwest Verlag ein umfangreicher Ratgeber erschienen: »Pilze im Körper – krank ohne Grund?« von Gaby Guzek und Elisabeth Lange.

Pilze im Darm ...

TIP:
Eine immer wiederkehrende Infektion der Vagina kann ihre Ursache in einer Pilzerkrankung des Darmes haben.

Haben sich Pilze im Darm eingenistet, können sie von dort aus immer wieder auch andere Körperteile oder Organe infizieren. Häufig verursachen sie dann beispielsweise lästige, juckende Ausschläge am Darmausgang. Der Darmpilz kann auch die Ursache für ständig wiederkehrende Infektionen der Scheide sein. Aus dem Darm gelangen die Pilze immer wieder in die Scheide – eine Anti-Pilz-Behandlung der Scheide allein hat in solchen Fällen nur kurzfristigen Erfolg. Hefen sind die einzigen Pilze, die im Darm langfristig überleben können, weil sie – im Gegensatz zu den Dermatophyten und Schimmelpilzen – keinen Sauerstoff zum Leben brauchen.

... und auf den Nägeln

Candida-Arten befallen auch die Haut und die Nägel. Besonders schätzen sie feuchte Hautpartien, beispielsweise die Fal

Diese Pilzfamilien werden unterschieden		
	Hefepilze	Schimmelpilze	Dermatophyten
Beispiel	Candida	Aspergillus	Trichophyton
Befallen vor allem	Mund, Speiseröhre, Darm, Scheide, Haut, Nägel	Nasen- nebenhöhlen, Lunge	Haut, Haare und Nägel

ten in der Leistengegend, in denen sich der Schweiß sammelt. Aber auch die Zwischenräume zwischen Fingern oder Zehen bieten ihnen einen guten Lebensraum.

Schimmelpilze

Auch bei den Schimmelpilzen gibt es neben unschädlichen Arten wie den Edelschimmeln im Käse andere, die krank machen. Zu ihnen gehört beispielsweise der *Aspergillus niger* – der schwarze Schimmel. Er wächst gerne an feuchtem Mauerwerk und hinterläßt dort charakteristische schwarze Flecken. Der schwarze Schimmel produziert zur Fortpflanzung reichlich Sporen, die auch unter ungünstigen Bedingungen überleben. Selbst nach vielen Jahren kann aus ihnen wieder ein neuer Pilz wachsen.

Gefährliche Sporen

Schwirren viele Schimmelpilzsporen durch die Luft, geraten sie beim Einatmen in die Lunge. Eine solche Infektion ruft schwere Krankheiten hervor. Für so gefährliche Pilzinfektionen der Atemwege kommen neben dem *Aspergillus niger* auch andere Schimmelpilze wie der *Aspergillus fumigatus* in Frage.

Auch für Schimmelpilze gilt: Es gibt nützliche und schädliche Angehörige dieser Familie.

15

*Wird ein Schwarzschimmel –
wie an dieser
Hauswand zu sehen ist –
nicht bekämpft,
breitet er sich schnell aus
und kann seine Sporen in die
Raumluft abgeben.*

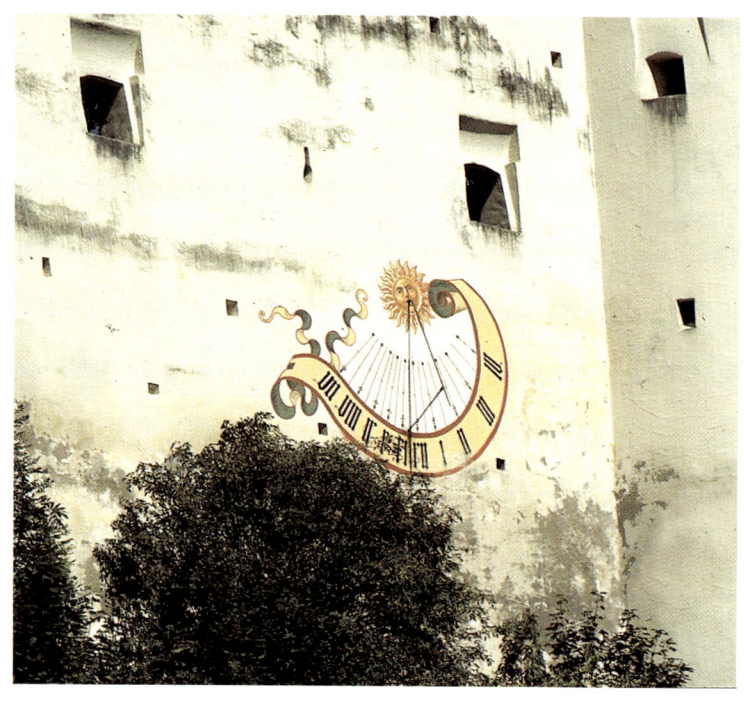

**Eingeatmete Sporen
von Schimmelpilzen sind
Ursache verschiedener
Berufskrankheiten.**

Berufskrankheiten durch Pilzsporen

Wer ist gefährdet?
Durch eine solche Lungenaspergillose, wie Mediziner diese Erkrankung nennen, sind besonders bedroht:

- Arbeiter in Nahrungsmittelbetrieben wie etwa Käsereien, Bäckereien, Mühlen oder Brauereien
- Gärtner und Landwirte
- Angestellte in der Holzwirtschaft.

Auch auf der Haut spielen Schimmelpilze eine Rolle. Schimmelpilzinfektionen der Haut sind in unseren Breiten zwar seltener als in den Tropen – aber im Zeitalter des Massentourismus bringen Touristen immer wieder solche unliebsamen Reiseandenken mit.

Wie schaden Pilze?

Pilze auf Haut, Haaren und Nägeln sind natürlich lästig, weil sie unansehnliche und z.T. auch schmerzhafte Hautschäden verursachen. Zusätzlich haben diese Pilze auch einen sehr aktiven Stoffwechsel. Einige ihrer Stoffwechselprodukte können dem Befallenen deutlichen Schaden zufügen.

Pilzgifte können lebensgefährlich sein

Die wirksamsten Pilzprodukte sind Gifte, die Mykotoxine. Das gefährlichste ist das Schimmelpilzgift Aflatoxin, das schon in winzigen Mengen Leberkrebs hervorrufen kann. Aflatoxin ist vor allem in Lebensmitteln ein Problem.
Über die Rolle von Mykotoxinen bei Haut- und Nagelpilzen weiß man bislang noch sehr wenig. Das liegt u. a. daran, daß Pilze nicht immer Mykotoxine produzieren. Sie brauchen dazu optimale Bedingungen, also genügend Nahrung, passende Temperatur und andere Voraussetzungen.

Wenn Pilze Penizillin produzieren

Ein Beispiel für ein solches Mykotoxin eines Hautpilzes ist das Penizillin. Das 1928 von Alexander Fleming entdeckte Heilmittel, das in der Medizin eigentlich eine segensreiche Rolle als Arznei spielt, wird zum Gesundheitsrisiko, wenn es von Pilzen unkontrolliert im Körper produziert wird. Wer dem Dermatophyten *Penicillinum notatum* über längere Zeit unfreiwillig Unterschlupf gewährt, riskiert eine Penizillinallergie und kann dann möglicherweise im Ernstfall nicht mehr mit dem Antibiotikum behandelt werden.
Auch von Hefen ist heute bekannt, daß sie für den Menschen schädliche Substanzen produzieren können. Vom sogenannten Canditoxin weiß man durch Tierversuche, daß es den Herzmuskel schädigt und das Immunsystem schwächt.

Von Pilzen produzierte Gifte können sehr gefährlich für den Menschen sein. Das wirksamste von ihnen löst schon in kleinen Mengen Leberkrebs aus!

Pilze in Haar und Bart

Die Kopfhaut ist besonders gefährdet

Schuppen machen einsam oder stehen der Karriere im Wege. Das will uns die Werbung einreden und macht sich dabei zunutze, daß den meisten Menschen Kopfschuppen sehr peinlich sind. Insbesondere Jüngere sprechen nicht gern darüber, fragen nicht nach Hilfe und müssen sich mit dem Vorurteil herumschlagen, daß Schuppen als Folge von

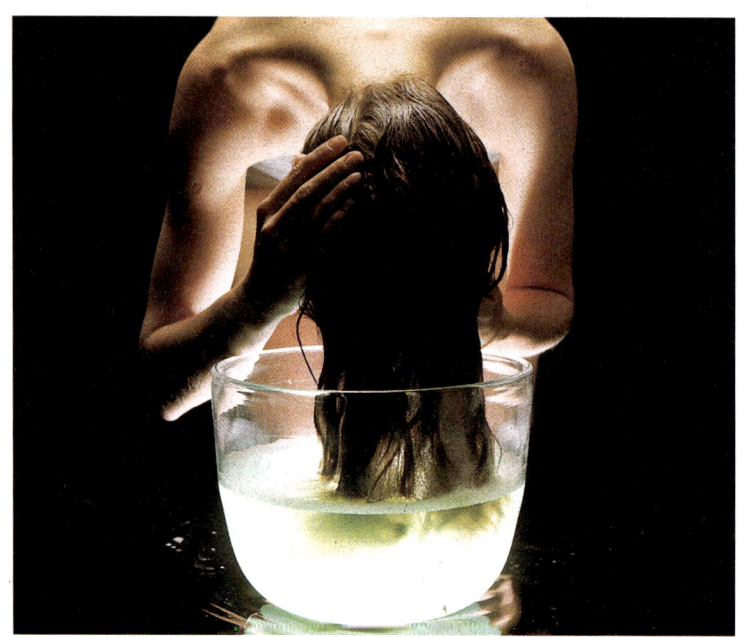

Für viele Menschen sind Kopfschuppen eine peinliche Angelegenheit. Ist die Ursache ein Pilzbefall der Kopfhaut, sind normale kosmetische Shampoos nutzlos.

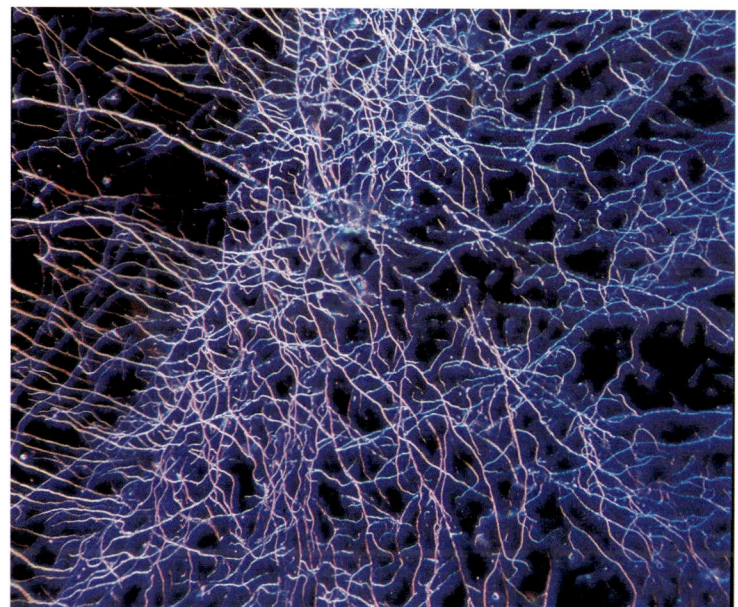

Unter dem Mikroskop zeigt sich das Pilzgeflecht mit all seinen Verästelungen. Hier hat ein Hefepilz menschliches Haar befallen.

Unsauberkeit entstehen. Mindestens jeder zehnte Bundesbürger leidet unter dem lästigen Geriesel.

Schuppen sind nicht nur ein kosmetisches Problem

Die Industrie hält dafür genügend Wässerchen und Shampoos bereit. Die meisten dieser Mittel haben eines gemeinsam: Sie sind für die meisten Betroffenen reine Kosmetik und beseitigen das eigentliche Problem nicht. Ergebnis: Die Kopfschuppen kommen hartnäckig immer wieder. Wenn die Mittel nicht verträglich genug sind, können es die Betroffenen dann noch zusätzlich mit fettigen Haaren, einer rot glänzenden Kopfhaut oder heftigem Juckreiz zu tun bekommen.

Das ist kein Wunder. Denn bei vielen Menschen sind die Kopfschuppen ein Zeichen dafür, daß sie an einer milden Form einer Hautkrankheit leiden, bei deren Entstehung ein

19

TIP:
Klimatische Einflüsse, falsche Kosmetik und Streß können die Ausbreitung des seborrhoischen Ekzems fördern. Überprüfen Sie Ihre Lebensgewohnheiten auf diese Faktoren, wenn Sie an der Pilzkrankheit leiden!

Hefepilz mit dem klangvollen Namen *Pityrosporum ovale* eine entscheidende Rolle spielt. Kopfschuppen sind oft eine schwach ausgeprägte Form des sogenannten seborrhoischen Ekzems (siehe auch Seite 21 und 42).

Pityrosporum liebt Fett und bevorzugt deshalb besonders Körperregionen, die viele Talgdrüsen haben. Hier sitzt er direkt an seiner Nahrungsquelle. Zu diesen Regionen gehören:

- Gesicht
- Brust
- Rücken
- Behaarte Kopfhaut.

Der Pilz findet sich auf der Haut fast aller Erwachsenen – trotzdem erkranken nur wenige am seborrhoischen Ekzem. Bei den meisten hat die Körperabwehr die Mikrobe fest im Griff. Mediziner vermuten, daß eine genetische Veranlagung und äußere Faktoren wie das Klima, ungeeignete Kosmetik oder Streß dazu führen, daß der Pilz übermäßig stark wächst und so die Beschwerden auslöst.

Pityrosporum – von harmlosen Schuppen zur gefährlichen Hautentzündung

Vorsicht: Aus harmlosen Kopfschuppen kann unter Umständen eine Kopfhautentzündung hervorgehen!

Neue Forschungen zeigen, daß sich *Pityrosporum* schon bei banalen Kopfschuppen ohne Entzündung der Kopfhaut in größerer Zahl als normal findet.

Viele Ärzte sehen die Kopfschuppen deshalb heute als Vorläufer einer seborrhoischen Hautentzündung an, die durch *Pityrosporum* ausgelöst wird. Sie warnen, daß sich aus dem harmlosen Schuppengeriesel jederzeit eine solche Hautentzündung entwickeln kann. Außerdem kann eine übermäßige Schuppenbildung dem Haarausfall Vorschub leisten.

Werden Kopfschuppen nicht behandelt und entfernt, wird die Hornschicht zu dick. Die Folge: Die Haarwurzel erhält nicht mehr genügend Nährstoffe, die Haare werden brüchig und fallen schneller aus.

Effektiv behandeln mit Anti-Pilz-Shampoo

Die lästigen Rieselgeister verschwinden meist auf Nimmerwiedersehen, wenn der Kopf längere Zeit mit einem Anti-Pilz-Shampoo gewaschen wird, das den Wirkstoff Ketoconazol enthält. Dieses Shampoo wirkt immerhin bei rund 85 Prozent aller Menschen mit Kopfschuppen. Normalerweise dauert eine solche Behandlung zwei Monate.

Zwar sind ketoconazolhaltige Shampoos in der Apotheke frei käuflich – aber trotzdem sollte möglichst ein entsprechend ausgebildeter Arzt einen Blick auf die Kopfschuppen werfen. Zumindest dann, wenn entzündliche Hautstellen zu sehen sind. Denn leicht könnte ein Ungeübter das seborrhoische Ekzem mit der Schuppenflechte oder einer anderen Hauterkrankung verwechseln. In solchen Fällen wäre das Shampoo nutzlos. Der Arzt kann durch Untersuchungen an Hautproben und durch Pilzkulturen feststellen, ob *Pityrosporum* an den Schuppen schuld ist.

Nicht jedesmal verschwindet *Pityrosporum* für immer. Der Hefepilz kann gelegentlich auf die Kopfhaut zurückkehren. In solchen Fällen kann eine neue Kur den Schmarotzer wieder verjagen.

TIP:

Das Ketoconazolshampoo sollte nicht jeden Tag benutzt werden: Bei so häufiger Anwendung kann es die Haut austrocknen und zu Juckreiz und Rötungen führen. Normales Shampoo kann zusätzlich benutzt werden. Bei korrekter Benutzung hat die Waschlösung kaum unerwünschte Wirkungen.

Seborrhoisches Ekzem

Erreger	Symptome	Behandlung
Pityrosporum ovale	• Kopfschuppen • Hautentzündung • Haarausfall	Anti-Pilz-Shampoo (Ketoconazol)

Tinea capitis – Pilzinfektion der behaarten Kopfhaut

Die Tinea capitis kann sehr schwerwiegend und schmerzhaft verlaufen. Das ist zum Glück recht selten der Fall.

Ein typischer Fall: Angefangen hatte es eines Tages mit ein paar Knötchen an einigen Haarwurzeln. Ein junger Mann bemerkte dann an seinem Hinterkopf eine kleine Beule, die schnell bis auf die Größe einer Mandarine anschwoll und noch weiterwuchs. Wenn er die schmerzhafte Schwellung anfaßte, auf der mittlerweile keine Haare mehr wuchsen, floß Eiter heraus. Außerdem bekam er Fieber.

Der Hausarzt vermutete einen durch Bakterien ausgelösten Abszeß und gab ihm Antibiotika. Ohne Erfolg, die Beule wuchs weiter an. Der Hausarzt schickte den Kranken zum Chirurgen, der die Beule aufschnitt, Eiter abfließen ließ und diesen zur Untersuchung auf Bakterien in sein Labor schickte. Ergebnis: Keine Bakterien. Auch der Chirurg war nun mit seinem Latein am Ende und schickte den Mann ins Krankenhaus, da die entzündete Stelle weiterwuchs und die Lymphknoten am Hals anschwollen.

Tinea capitis

Erreger	Symptome	Behandlung
Trichophyton verrucosum	• Knoten an den Haarwurzeln • Haarausfall • Eitrige Beulen	Anti-Pilz-Tabletten

Dort sah sich zum ersten Mal ein Hautarzt die Bescherung an und entnahm eine Probe, um sie auf Pilze zu untersuchen. Gleichzeitig gab er dem Mann – auf seinen Verdacht hin – Anti-Pilz-Tabletten – Pilzuntersuchungen dauern meist sehr lange. Als sich nach drei Wochen der Pilzverdacht bestätigt hatte, war der Patient schon schmerz- und fieberfrei, 14 Tage später begannen die Haare wieder nachzuwachsen.

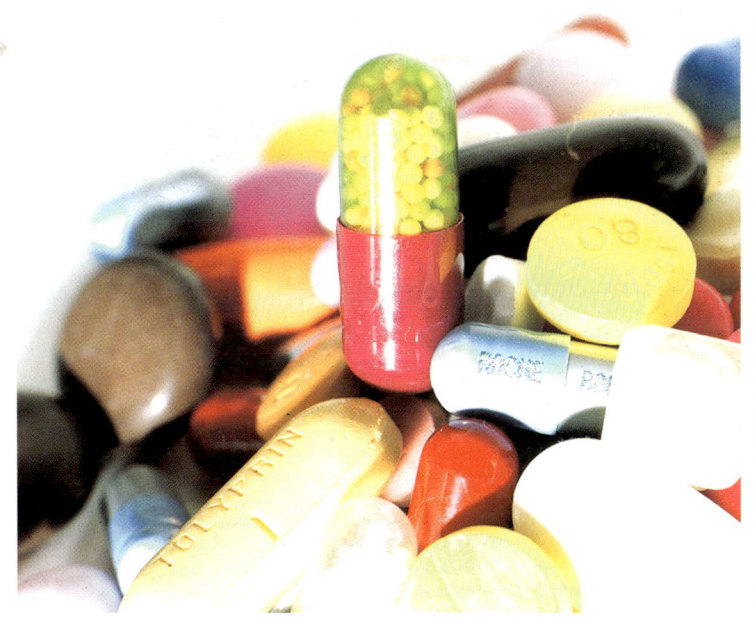

Zum Glück gibt es heute eine ganze Reihe wirksamer Mittel, mit denen auch schwere Formen von Pilzerkrankungen geheilt werden können.

Pilzerkrankungen sind nicht immer dramatisch

Trichophyton verrucosum hieß der Pilz, der den jungen Mann gequält hatte. Woher er kam, ließ sich nicht vollständig aufklären: Oft findet sich diese Mikrobe auf Rindern – der Mann hatte kurz zuvor einen Bauernhof besucht.

Kerion celsi (kerion heißt Honigwabe) nennen die Mykologen diese schwere Form einer Pilzerkrankung des Kopfes, der Tinea capitis. Sie muß sich nicht immer so dramatisch wie hier bemerkbar machen und betrifft Kinder viel häufiger als Erwachsene. Gelegentlich bemerkt ein Infizierter nicht einmal, daß er unerwünschte Gäste auf der Kopfhaut hat. Einen anderen juckt eines Tages die Kopfhaut – bei der Suche nach der Ursache findet er vielleicht folgendes typische Bild: zahlreiche schuppige, runde Hautbezirke, mit einer auffällig scharfen Begrenzung und einem kleinen Wall am Rand. Nach einiger Zeit vergrößern sich die kranken Hautbereiche und fließen ineinander.

Von Tieren übertragene Erreger

Es gibt verschiedene Dermatophyten, die diese Krankheit auslösen können. Von der Art des Täters hängt auch das Erscheinungsbild der Hauterkrankung ab. Bei einigen Pilzen werden die Haare in den erkrankten Bereichen brüchig und grau, bei anderen fallen sie aus. Insbesondere die von Tieren übertragenen Pilze lösen oft eine besonders schwere Erkrankungsform aus. Diese Mikroben verstecken sich auf Rindern, auf Meerschweinchen, Goldhamstern, Ponys oder Affen. Es ist wichtig, solche Infektionen möglichst schnell zu behandeln – denn nicht immer wachsen die Haare wieder nach.

Selbstheilung ist oft sehr langwierig

So dramatisch eine solche Pilzinfektion im Haarbereich aussieht – bei einigen Menschen heilt sie von allein, allerdings meist erst nach sehr langer Zeit und mit Narben. Um die meist auch noch sehr unappetitlichen Hauterscheinungen rasch zu heilen und Komplikationen zu vermeiden, geben die Mediziner den Erkrankten häufig sowohl eine gegen die Pilze wirksame Creme oder Tinktur für die erkrankten Hautpartien als auch Anti-Pilz-Tabletten, um die Erreger von innen heraus zu bekämpfen – denn sie dringen in sehr tiefe Hautschichten vor, in denen sie Tinktur oder Creme nicht mehr erreichen kann.

Oft heilen Pilzerkrankungen der Kopfhaut ganz von alleine. Diese Heilung nimmt allerdings sehr viel Zeit in Anspruch – Sie sollten sich also auf alle Fälle vom Arzt helfen lassen.

Favus – ein Kopf voller Erbgrind

Früher war er so häufig, daß die meisten Ärzte ihn schon auf den ersten Blick erkannten. Heute ist er sehr selten geworden und wird oft falsch diagnostiziert, weil die Mediziner die Krankheit während ihrer Ausbildung nicht mehr zu sehen bekommen: Favus, der Erbgrind. Dabei fiel mit seiner Entdeckung der Startschuß der medizinischen Mykologie:

1839 hatte ein Herr Schönlein erstmals Pilzelemente im Erbgrind ausfindig gemacht. Heute wird der Favus oft mit der Schuppenflechte oder einem seborrhoischen Ekzem verwechselt und entsprechend falsch behandelt.

Keine Erbkrankheit, sondern eine Pilzinfektion

Mit einer Erbkrankheit hat diese Pilzinfektion des Kopfes nicht das geringste zu tun, auch wenn in manchen Familien die Menschen gehäuft daran erkranken. An dieser Häufung ist nicht die Genetik, sondern meist mangelnde Körperpflege schuld. Der Pilz *Trichophyton schoenleinii* löst die Erkrankung aus und wird von Mensch zu Mensch übertragen. Er kann sich im Gegensatz zu manchen anderen Pilzen nicht sonderlich kräftig an der Haut festhalten und hat deshalb bei guter Körperpflege keine Chance, sich festzusetzen: Er wird einfach abgewaschen.

Der sogenannte Erbgrind ist bei uns heutzutage sehr selten geworden. In Afrika, Vorderasien und Südosteuropa erkranken aber noch viele Menschen, hauptsächlich Kinder, an dieser Infektion.

Favus (Erbgrind)

Erreger	Symptome	Behandlung
Trichophyton schoenleinii	• Rote, schuppende Herde auf der Kopfhaut • Haare werden grau • Haut riecht nach Mäuseurin • Krustige, gelbe Ablagerungen • Haarausfall	Tinkturen oder Cremes, Anti-Pilz-Tabletten

Favus ist eine Erkrankung der Kinder. Vor allem in Afrika, Vorderasien und Südosteuropa erkranken die Menschen daran heute noch genauso oft wie bei uns noch vor wenigen Jahrzehnten. Von dort wird die Krankheit auch regelmäßig wieder eingeschleppt. Die Krankheit beginnt mit roten, grauweiß schuppenden, krustigen Herden auf der behaarten Kopfhaut. Die Pilze setzen sich zuerst im Bereich der Haarwurzeln fest. Die Haare verlieren in diesen Hautbezirken in ihrer ganzen Länge den Glanz und sind farblos oder mausgrau.

Krustige Auflagerungen und Haarausfall

Mit Mäusen hat auch eine weitere Eigenschaft dieser Hautbezirke zu tun, die pilzkundigen Medizinern schon fast eine sichere Diagnose ermöglicht: Die Haut riecht nach Mäuseurin. Später entwickeln sich dann krustige Auflagerungen auf der Kopfhaut, die sogenannten Schildchen. Diese schwefelgelben Schildchen können so groß wie ein Pfennig werden und bestehen komplett aus Pilzen. Im Extremfall bedecken die Pilzmassen den ganzen Kopf.

Haarausfall, Narben auf der Kopfhaut und der Befall innerer Organe: Wenn der Favus nicht behandelt wird, kann er schlimme Folgen haben.

Wer es soweit kommen läßt, hat große Aussichten, den Rest seines Lebens als Kahlkopf zu verbringen. Denn die Pilze verzehren nicht nur das Keratin, die Grundsubstanz der Haare: Im Laufe der Erkrankung zerstören sie die Haarwurzeln unwiederbringlich und hinterlassen Narben.

Es gibt noch einen weiteren Grund, den Favus so schnell wie möglich zu behandeln: Unter ungünstigen Umständen kann der Pilz im Extremfall seinen angestammten Platz am Kopf verlassen und die inneren Organe befallen. Auch vor Fuß- und Fingernägeln macht er nicht halt.

Pilzkundige Ärzte entnehmen aus den befallenen Bereichen ein wenig Material und können unter dem Mikroskop schnell die Diagnose stellen, weil der Pilz sehr typisch aussieht. Oft legen sie zur Sicherheit auch noch eine Kultur an, die allerdings einige Wochen braucht, bis der Pilz angewachsen ist.

Ein Favus heilt nie von allein – und er ist sehr hartnäckig, wenn er sich erst einmal festgesetzt hat. Wie beim Kerion celsi behandeln die Mediziner den Favus mit Cremes oder Tinkturen und geben den Patienten Anti-Pilz-Medikamente zum Schlucken. Besonderen Wert legen erfahrene Mykologen darauf, der ganzen Familie den Kopf zu inspizieren, denn oft haben Geschwister oder Eltern auch Favusherde auf dem Kopf.

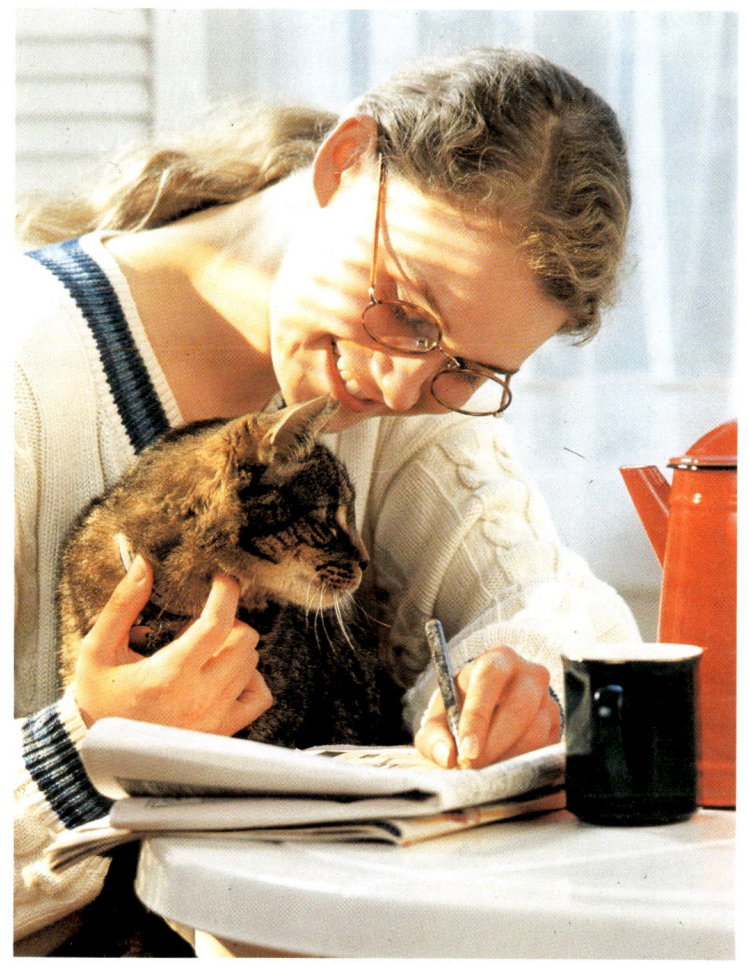

Beim Kuscheln mit Ihrem kleinen Liebling können Sie sich neben viel Zuneigung auch einen Pilz namens **Microsporum canis** *einhandeln.*

Microsporum canis – vom Kuscheltier zum Menschen

Canis heißt zwar übersetzt Hund – viel häufiger ist es bei dieser Pilzerkrankung jedoch die Katze, die ihrem Besitzer diese unliebsame Überraschung beschert. Auch andere Kuscheltiere wie Hamster oder Meerschweinchen können die Keime beherbergen. Herzen und Kuscheln mit dem Lieblingstier verschafft den Pilzen dann die Chance zum Sprung vom tierischen Fell in das Haar des Menschen.

Haustiere können im Polster ihrer Lieblingssessel, in Decken oder auf Autositzen Erbschaften in Form von Microsporum canis hinterlassen.

Aber nicht nur der direkte Kontakt mit den Tieren kann die Keime übertragen: Ein kleiner Junge erkrankte an einer Infektion durch diesen Pilz, ohne selbst Haustiere zu besitzen oder überhaupt Kontakt zu Tieren zu haben. Nach langem Suchen fanden Eltern und Ärzte dann das Versteck der Pilze – einen Gebrauchtwagen, den die Eltern gerade gekauft hatten. Der vorige Besitzer hatte auf der Rückbank immer seinen Hund transportiert, und der hatte ein Andenken im Wagen hinterlassen: Aus dem Autopolster züchteten die Mykologen *Microsporum canis*.

Verwüstete Kopfhaut

Immerhin jede zehnte Dermatophyteninfektion wird durch *Microsporum canis* hervorgerufen, schätzen Experten. Die Krankheit betrifft überwiegend Kinder, nach der Pubertät ist sie selten. Der Pilz ist hoch ansteckend und befällt gern die Kopfhaut, kann sich aber auch auf das Gesicht, den Hals, die Arme und die Brust ausdehnen.

Die Kopfhaut sieht in dem befallenen Bereich nach kurzer Zeit wie eine Wiese aus, auf der jemand mit dem Rasenmäher gewütet hat. Die Haare werden spröde und brechen alle gleichmäßig kurz über der Hautoberfläche ab. Die übriggebliebenen Haarstümpfe sind mit feinen Schüppchen bedeckt, als ob sie mit Mehl bestäubt wären.

Die Körperabwehr bleibt nicht untätig

Auf der übrigen Haut bildet *Microsporum canis* kleine, rötliche Knötchen. Die ringförmigen Herde dehnen sich aus und haben einen etwas erhöhten Rand. Oft entzünden sich diese Hautpartien. Der Pilz bringt die Körperabwehr in Schwung, die den Keim dann erfolgreich attackiert – immer wieder beobachten Ärzte, daß sich solche Infektionen von selbst wieder zurückbilden.

Darauf verlassen kann man sich aber nicht, zumal solche Spontanheilungen lange Zeit brauchen. Die Mediziner setzen deshalb Cremes und Tinkturen ein, um den Pilz an Ort und Stelle zu behandeln. In schweren Fällen muß der Patient auch Tabletten nehmen, um die Pilze von innen heraus zu bekämpfen.

Neben der behaarten Kopfhaut befällt Microsporum auch andere Hautpartien. Hier bilden sich ringförmige, entzündete Herde mit erhöhtem Rand.

Mikrosporie

Erreger	Symptome	Behandlung
Microsporum canis	• Haare brechen ab • Mehlähnliche, feine Schuppen • Ringförmige Herde mit erhöhtem Rand (oft entzündet)	Tinkturen und Cremes, in schweren Fällen Tabletten

Microsporum audouinii – Schrecken im Kindergarten

Durch die modernen Medikamente ist eine andere *Microsporum*-Infektion fast in Vergessenheit geraten, die früher Kindergärtnerinnen und Lehrer regelmäßig in Panik versetzte: die Infektion mit Microsporum audouinii.

Dieser hochansteckende Pilz fand leicht den Weg von Kind zu Kind – gemeinsam benutzte Kämme oder Haarbürsten, verseuchte Haarschneidemaschinen oder Handtücher führ-

TIP:
Die Heilung von Microsporum canis *wird beschleunigt, wenn die Haare sehr kurz geschnitten werden.*

ten zu einer schnellen Verbreitung. Die Köpfe der Kinder sahen wie bei *Microsporum canis* in den erkrankten Partien so aus, als ob man die Haare mit einem Rasenmäher geschnitten und dabei Mehl verstreut hätte.

Erst seit 1958 steht mit dem Medikament Griseofulvin eine Substanz zur Verfügung, die diesem Spuk ein Ende machte. Vorher tauchten diese Infektionen immer wieder in Kindergärten, Schulen oder Ferienlagern auf.

Heute sehr seltene Form der Mikrosporie

Erreger	Symptome	Behandlung
Microsporum audouinii	• Haare brechen ab • Mehlige Schuppen	Griseofulvin

Auch Bärte sind anfällig

Tinea barbae – und der Bart wird zur Krustenwiese

Wie das Kopfhaar ist auch der Bart ein idealer Tummelplatz für den Pilz Trichophyton verrucosum.

Trichophyton verrucosum, der Erreger der Tinea capitis und des Kerion celsi (siehe Seite 23), hat noch eine weitere Vorliebe: Er befällt auch den Bart.

Der Keim geht meist von Rindern auf den Menschen über, kann aber auch von Mensch zu Mensch übertragen werden. Zunächst bemerkt der Erkrankte flache, eitrige Knoten, die allmählich um sich greifen und immer größere Partien der Barthaut erfassen. Später kann Fieber hinzukommen. Die erkrankten Hautpartien jucken und schmerzen, es bilden sich dicke, eitrige Krusten.

Die erkrankten Hautpartien können beträchtliche Größe erlangen – die Krusten können von der Kinnspitze bis zu den Ohren reichen.

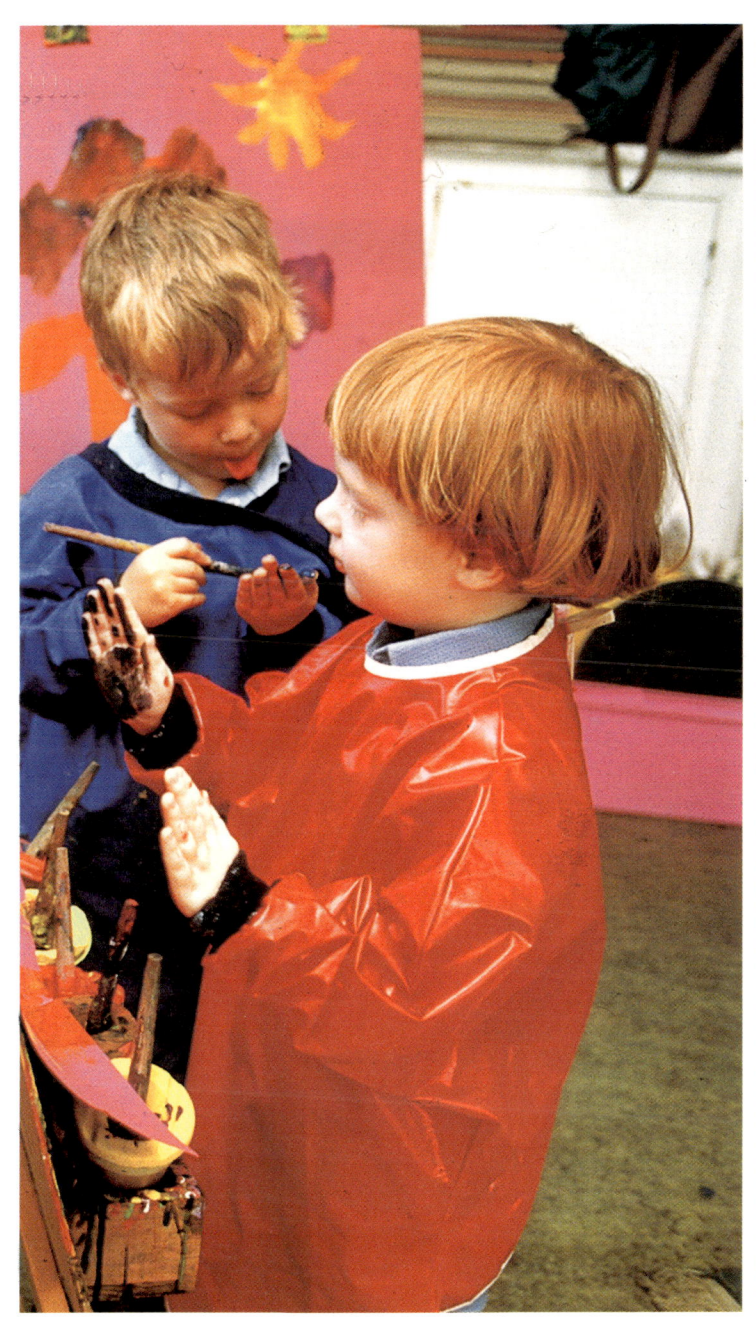

*Im Kindergarten spielen
Kinder mit denselben
Utensilien. Manchmal benützen
sie auch gemeinsam dieselben
Kämme, so daß sich der Pilz
Microsporum audouinii
schnell ausbreiten kann.
Heute ist diese Infektion zum
Glück eher selten.*

31

TIP:

Infektionen wie der hier beschriebene Bartpilzbefall werden oft als Bakterieninfektion eingeschätzt und – ergebnislos – mit Antibiotika behandelt. Ziehen Sie im Zweifelsfall einen pilzkundigen Arzt hinzu.

Immer wieder wird diese Krankheit zuerst als Infektion mit Bakterien angesehen und mit Antibiotika behandelt – die Pilze schert das Medikament jedoch nicht, das Bakterien zuverlässig den Garaus macht. Wird eine solche Tinea barbae zu spät behandelt, kann das für den Betroffenen mit bleibenden Erinnerungen verbunden sein. Die abheilenden Pilzherde hinterlassen beträchtliche Narben, wenn das Gewebe zu sehr zerstört wurde.

Wenn Antibiotika nicht helfen

Deshalb ist es wichtig, möglichst bald einen pilzkundigen Arzt aufzusuchen, wenn sich solche Krusten im Bartbereich bilden. Der Arzt entnimmt Haut und Schuppen aus der erkrankten Region und untersucht sie auf Pilzbefall. Ist die Diagnose richtig gestellt, beginnt die Behandlung.

In leichten Fällen reichen antimykotisch wirksame Salben oder Tinkturen, in schweren Fällen dagegen ist es oft erforderlich, zusätzlich Medikamente einzunehmen, um ein Fortschreiten der Infektion in tiefere Hautschichten zu verhindern.

Tinea barbae

Erreger	Symptome	Behandlung
Trichophyton verrucosum	• Eitrige Knoten in der Barthaut • Eitrige Krusten • Fieber	Anti-Pilz-Salbe, Anti-Pilz-Tabletten in schweren Fällen

Wichtig ist es auch, das Umfeld des Kranken genau zu betrachten, wenn eine solche Infektion auftritt: Bei Landwirten, die besonders häufig befallen werden, sind es oft einzelne infizierte Rinder, die die Keime streuen und den Menschen so anstecken.

Am liebsten warm und feucht

Hautpilze

Pilzerkrankungen in den Leistenbeugen

Fast alle Pilze lieben es warm und feucht – und viele Menschen bieten den Pilzen unfreiwillig solche Biotope: die Hautfalten in den Achselhöhlen, unter der weiblichen Brust und in den Leistenbeugen. Hier machen sich die Schmarotzer gern breit. Die ständige Feuchtigkeit führt dazu, daß die Haut quillt und aufweicht – das öffnet den Pilzen die Tür. Außerdem ist der Säureschutzmantel in diesem Bereich gestört. Eine trockene Haut wehrt Pilze eher ab und ist für solche Infektionen weniger anfällig. Zwei Pilze stehen bei diesen Erkrankungen im Vordergrund: *Epidermophyton floccosum* und *Candida albicans*, die weiße Hefe.

Hautfalten sind besonders gefährdet für Pilzbefall: Hier kann der Schweiß schlecht trocknen, es entsteht das feucht-warme Klima, das Pilze so schätzen.

Pilzbiotope zwischen den Oberschenkeln

Epidermophyton floccosum ist vor allem der Erreger der Inguinalmykose, des Pilzbefalls der Leistenfalten. Hier trifft es vor allem erwachsene Männer. Sie leiden unter mehr oder weniger entzündeten rötlichen Hautveränderungen, die wie kleine Ringe, Scheiben oder sich schlängelnde Stränge aussehen können. Die Veränderungen dehnen sich aus. Besonders oft sind außer der Leistenbeuge die Innenseiten der Oberschenkel, die Haut oberhalb des Schambeins und die Gegend rund um den Darmausgang befallen.

Scheuern schadet!

Viele Menschen kratzen und scheuern sich dann. Sie schädigen damit die erkrankte Haut zusätzlich, was dem Pilz die Arbeit weiter erleichtert. Andere denken, daß sie sich nicht ausreichend gewaschen hätten, und übertreiben daraufhin die Reinlichkeit. Aber ständiges Waschen und Auftragen von

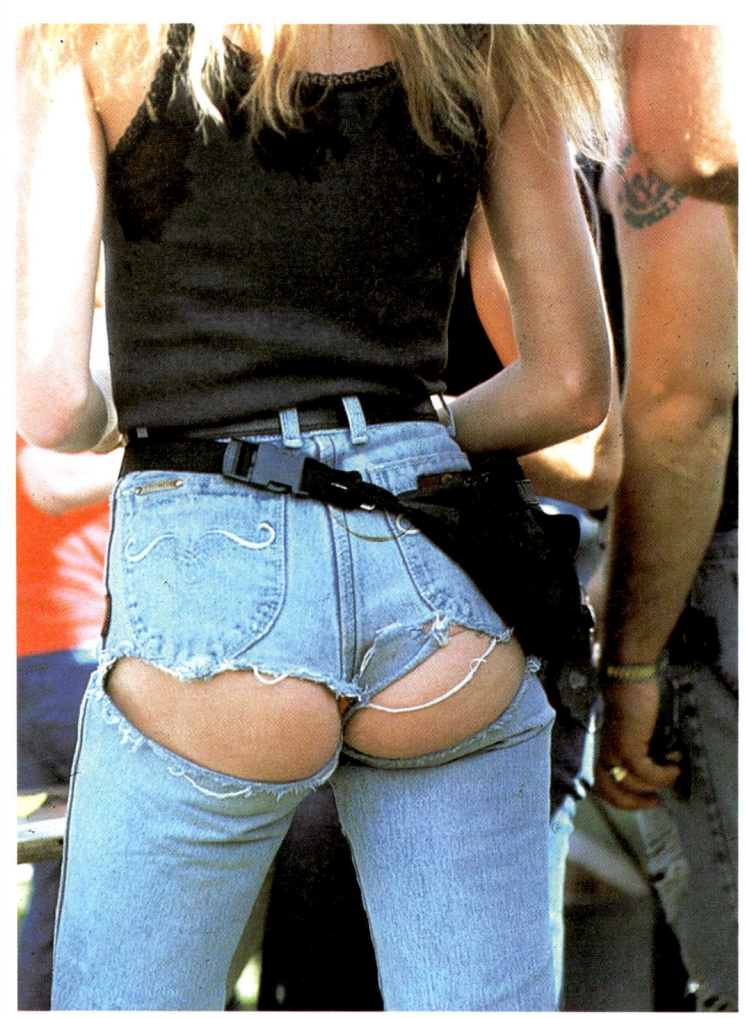

Enge Hosen
mögen schick aussehen,
erhöhen aber die Pilzgefahr
in der Leistengegend.

Desinfektionsmitteln schädigen in erster Linie die Haut, kaum jedoch den Pilz, wenn er sich erst einmal festgesetzt hat. Außerdem können solche Aktionen den Juckreiz weiter verstärken.

Weiße Hefe unter den Achseln

Candida albicans befällt die gleichen Körperregionen – zusätzlich hat dieser Pilz aber auch noch eine Vorliebe für die Achselhöhlen, die Haut um den Nabel und die Haut unter den Brüsten. Die befallenen Hautpartien werden rot, es bilden sich kleine Pusteln, weißliche Beläge und Schuppen. Auch hier quält oft ein heftiger Juckreiz die Betroffenen. Die durch *Candida* hervorgerufene Hauterkrankung wird gelegentlich mit einer Schuppenflechte oder einem seborrhoischen Ekzem verwechselt.

Zwischen den Pilzen unterscheidet am besten ein entsprechend ausgebildeter Hautarzt. Stellt er einen Pilzbefall fest, so kann es sehr sinnvoll sein, für wenige Tage eine Anti-Pilz-Creme auf die Haut aufzutragen, die zusätzlich Kortison enthält. Kortison dämpft den Juckreiz sehr schnell und ermöglicht es so der geplagten Haut, sich wieder zu regenerieren und den Pilzen das Leben schwerzumachen.

Kortison – wirkungsvoll gegen Juckreiz, nicht gegen Pilze

Gelegentlich werden solche Hauterkrankungen verkannt und mit reinen Kortisonsalben behandelt. Die dämpfen zwar den Juckreiz, richten aber nichts gegen die Pilze aus. Ergebnis: Sowie die Salbe nicht mehr auf die Haut gelangt, wagen sich die Pilze wieder aus ihren Nischen, und das lästige Spielchen beginnt von vorn.

Viele Hautärzte warnen davor, Kortisonsalben ohne zwingenden Grund aufzutragen. Kommen die Symptome immer

TIP:
Übertriebenes Waschen und der Einsatz von Desinfektionsmitteln schädigen Ihre Haut mehr als den Pilz!

TIP:
Kortisoncremes eignen sich nicht dafür, im heimischen Medikamentenschrank zu bleiben und bei nächster Gelegenheit nach Gusto auf eine vielleicht ähnlich aussehende Hautstelle aufgetragen zu werden – die Anwendung solcher Substanzen sollte ein Arzt überwachen.

TIP:
Allgemein gilt: Regelmäßiges, aber nicht übertriebenes Waschen von Körperstellen, an denen sich besonders viel Schweiß bildet, verleidet den Pilzen das Leben und schützt vor einer Ansteckung.

Tinea corporis kann alle Körperteile befallen und bildet dabei typisch ringförmige Krankheitsherde aus.

wieder, sollte ein pilzkundiger Arzt prüfen, ob nicht etwa ein Pilz dahintersteckt. Gegen solche Infektionen kann man sich nicht hundertprozentig schützen – wohl aber sein persönliches Risiko mindern. Ein besonders hohes Risiko haben beispielsweise Übergewichtige, deren Hautfalten extrem tief reichen und dadurch schlechter ablüften. Auch Diabetiker erkranken gehäuft an solchen Mykosen, besonders durch *Candida albicans*. Hier kann es helfen, die Diät zu optimieren und, soweit erforderlich, die individuelle Einstellung mit Medikamenten wie Insulin zu verbessern.

Tinea corporis – Hexenringe …

Eine Tinea corporis beginnt mit einer meist kreisrunden, entzündeten Hautstelle. Dieser Entzündungsherd hat immer eine scharfe Grenze zur gesunden Haut. Er dehnt sich kreisförmig in alle Richtungen aus, während die Entzündung in der Mitte schon wieder abheilt.

Diese Ausbreitungsform erinnert an die sogenannten Hexenringe, die manche Waldpilze bilden. Wie bei diesen handelt es sich hier um ein völlig natürliches Phänomen: Die Pilzkörper, die Pilzmyzelien, breiten sich in alle Richtungen gleichmäßig aus. Während außen gesunde Haut noch frisch infiziert wird und sich zu entzünden beginnt, heilt die Haut im Inneren bereits wieder aus.

… an allen Körperstellen

Verschiedene Pilze können diese Erkrankung hervorrufen. Sie durchziehen die oberflächlichen Hautschichten dabei mit einem Geflecht ihrer Myzelien. An der Oberfläche zeigt sich außer der Entzündung noch eine weißliche Schuppenbildung. Gelegentlich entstehen auch Pusteln, seltener Blasen, die durch die Entzundung hervorgerufen werden.

Die Tinea corporis kann prinzipiell alle Körperteile befallen. Sie zeigt am Körperstamm, wie Anatomen die Einheit aus Brustkorb, Bauchraum und Hüftgegend bezeichnen, eine typische Form mit einer bogen- oder ringförmigen Begrenzung. Besonders an diesen Rändern finden sich Schuppen, Pusteln und Blasen. Gelegentlich scheint es so, als würden die Pilze die Haut regelrecht abgrasen: Während sich zu einer Seite hin die Krankheitszeichen verschlimmern, heilt die Mykose auf der anderen Seite schon wieder ab.

TIP:

Sorgen Sie, soweit es Ihnen möglich ist, auch während der Arbeit für belüftete, trockene, schweißfreie Haut. Damit halten Sie sich Pilze vom Leib.

Hitze und Schweiß begünstigen den Pilz

Die Tinea corporis trifft hauptsächlich Menschen, die in ihrem Beruf viel schwitzen, an heißen Arbeitsplätzen oder unter Tage arbeiten.

Bei ihnen lüftet die verschwitzte Haut meist schlecht ab und kann den Pilzen deshalb weniger Widerstand entgegensetzen.

Niemand kann vorhersagen, wie eine solche Tinea corporis verläuft. Oft läßt sie sich einfach behandeln, gelegentlich aber setzen die Pilze sich hartnäckig fest und können auch tiefer gelegene Hautschichten befallen. Während in einfachen Fällen in der Regel Anti-Pilz-Salben oder Tinkturen ausreichen, kann es in solchen schweren Fällen auch nötig sein, dagegen Tabletten zu schlucken.

Pityriasis versicolor – braune Flecken auf der Haut

Der Zungenbrecher »Pityriasis« ist das griechische Wort für Kleie – so ähnlich sieht die Haut aus, wenn sich ein krank machender Hefepilz namens *Pityrosporum orbiculare* auf ihr breitmacht. Fein verteilt oder auch dicht zusammen tauchen kleine gelblichbraune Herde auf, deren glanzlose Schuppen an Kleie erinnern. Ein anderer Name für diesen Pilz ist

Bräunliche oder helle Flecken auf der Haut, die wie Kleie aussehen, sind das Zeichen für eine Infektion durch den Pilz Pityrosporum ovale.

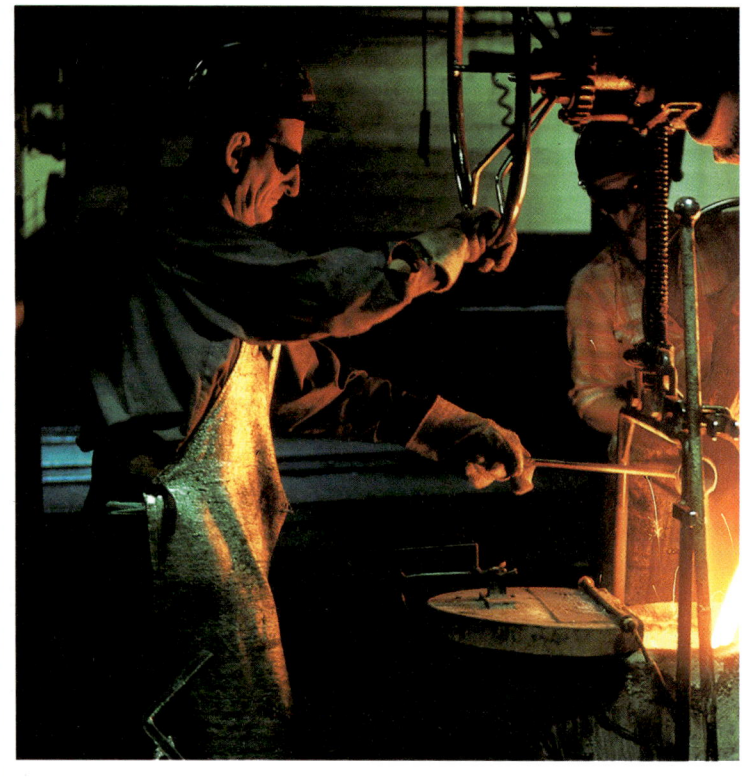

Schweißtreibende Arbeit in schlechtbelüfteter Kleidung schafft ideale Bedingungen für den Pilzbefall.

Malassezia furfur. Diese Erkrankung ist eine Pilzinfektion der oberen Hautschichten.

Nach einem ausgedehnten Sonnenbad und bei dunkelhäutigen Menschen kann sich die Färbung umkehren: Dann sprenkeln weißliche Flecken die Haut. Früher dachten die Mediziner, daß die Schuppen die Sonne reflektieren und so die Bräunung der erkrankten Hautstellen verhindern. Heute wissen sie jedoch, daß diese Flecken mehr als ein unfreiwilliger Sonnenschutz durch eine Pilzschicht sind. Die weißen Stellen zeigen, wie stark Pilze in den Stoffwechsel der Haut eingreifen können. Sie hemmen mit ihren eigenen Stoffwechselprodukten ein wichtiges Enzym und lassen Zellen in der Haut absterben, die sonst für die Braunfärbung der Haut sorgen.

Nägel oder Haare befällt der Pilz nicht, dagegen siedelt er sich mit Vorliebe dort an, wo der Schweiß fließt, beispielsweise über dem Brustbein oder über der Wirbelsäule. Besonders wer nicht lange in der Sonne war, sieht die Flecken deutlich. Sie können auch an den Oberarmen, im Nacken oder an den Oberschenkeln und gelegentlich an anderen Stellen auftreten und jucken nur selten.

Diagnose mit Holzspatel und Tesafilm

Ein pilzkundiger Arzt streicht mit einem Holzspatel über die Herde und löst so das »Hobelspanphänomen« aus: Wie feiner Mehlstaub rieseln die Schuppen von den befallenen Hautstellen. Danach nimmt der Mediziner möglicherweise ein Stück Tesafilm, klebt es auf eine der Hautstellen und reißt es wieder ab. Keine Angst, er weiß, was er tut: Mit

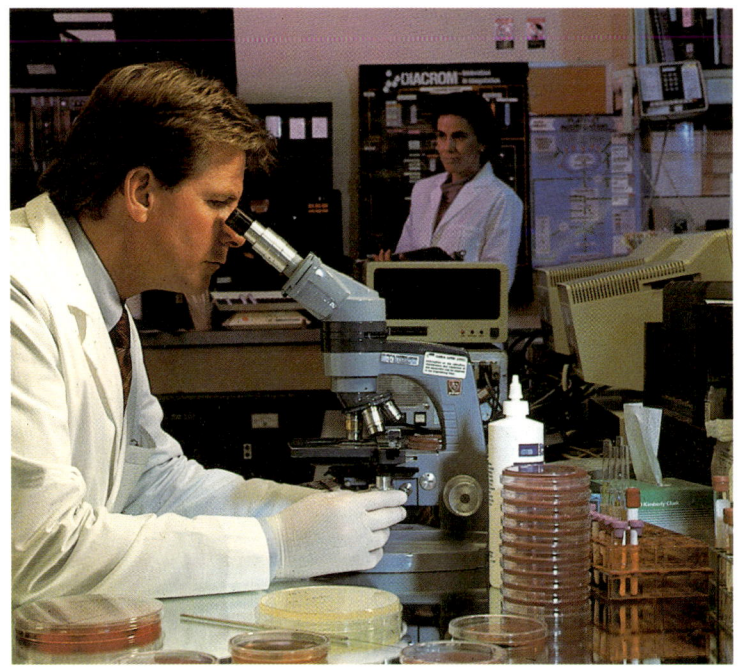

Manche Pilzarten, wie etwa **Pityrosporum,** *zeigen unter dem Mikroskop unverwechselbare Formen.*

TIP:

*Pityriasis versicolor holt man
sich kaum durch Körper-
kontakt. Eine Ausnahme sind
Kinder, die eine genetische
Veranlagung haben, an dieser
Pilzkrankheit zu erkranken:
Sie müssen vorsichtig beim
Kontakt mit einem befallenen
Menschen sein.*

diesem »Tesafilmabriß« geht er zum Mikroskop und kann dort die abgerissenen Teilchen inspizieren.

Wenn er dann noch »Spaghetti mit Fleischklößchen« murmelt, ist er nicht etwa endgültig verrückt geworden, sondern hat das typische Bild einer Hautinfektion mit *Pityrosporum orbiculare* im Mikroskop gesehen: runde Hefezellen, umgeben von kurzen Pilzfäden. Mit diesen Fäden dringt der Pilz in die oberflächlichen Hautschichten ein und setzt sich dort fest.

Der Pilz liebt Öl und Fett

Die Infektion betrifft in erster Linie Jugendliche in der Pubertät und Erwachsene. Der Pilz findet sich gelegentlich auch auf der Haut gesunder Menschen – warum der eine erkrankt, der andere jedoch nicht, wissen die Mediziner bis heute noch nicht genau. Unter Luftabschluß gedeiht die Mikrobe besonders prächtig, genauso wie auf der Haut von Menschen, die ständig mit Ölen und Fetten in Berührung kommen.

Auch eine schlechte Ernährung oder die Behandlung mit Medikamenten, die die Körperabwehr herabsetzen, kann den Keimen das Spiel erleichtern. Dagegen macht die körperliche Hygiene bei diesem Pilz keinen Unterschied – wer sich häufig wäscht, erkrankt genauso oft wie andere. Die Mikrobe geht auch bei engem Kontakt nicht auf den Partner eines Befallenen über; es sei denn, es handelt sich um Personen mit einer entsprechenden genetischen Veranlagung.

Lang anhaltender Ärger ist garantiert

**Ohne Behandlung
hält sich die
Pilzerkrankung Pityriasis
oft jahrelang.**

Eine Pityriasis kann gelegentlich ohne Behandlung abheilen – das kann allerdings viele Jahre dauern. Nur wenige wollen jedoch so lange auf das ungewisse Ende einer unschönen Hauterkrankung warten. Zu ihrer Behandlung gibt es zum

Glück verschiedene Mittel, mit denen die befallenen Hautpartien äußerlich behandelt werden können:

- Salizylsäure und Phenol in alkoholischer Lösung
- Waschlösungen mit Selendisulfid
- Lösungen aus Azolfarbstoffen.

In schweren Fällen erhalten die Patienten auch Tabletten mit den Wirkstoffen Fluconazol, Itraconazol oder Ketoconazol. Die Behandlung gelingt meist zuverlässig – ähnlich zuverlässig kehrt die Erkrankung bei manchen Menschen jedoch nach kurzer oder langer Zeit wieder zurück. In solchen Fällen behandeln Mykologen schon einmal vorbeugend, vor allem am Beginn des Sommers. Für die meisten Pityriasisbetroffenen gilt außerdem, daß es Monate dauern kann, bis sich die Farbstörungen der Haut wieder zurückgebildet haben.

Die Pityriasis ist zwar eine langwierige Angelegenheit, wenn sie nicht behandelt wird – es gibt aber eine Reihe wirkungsvoller Mittel, mit denen man die Krankheit schnell in den Griff bekommt.

Fast wie Akne – Haarwurzelentzündung durch Pityrosporum

Manch einer denkt, er habe Akne, und hat in Wirklichkeit eine Pilzerkrankung. Die krank machende Hefe *Pityrosporum ovale* kann sich in kleinen Haarwurzeln festsetzen und Pickel hervorrufen, die der echten Akne zum Verwechseln ähnlich sind. Kleine rötliche Bläschen und Pusteln verunzieren meist den oberen Rücken- oder Brustbereich.

Wenn die Pusteln der vermeintlichen Akne heftig jucken und die typischen Mitesser fehlen, kann es sich um eine Pilzinfektion handeln.

Akne oder Pilz?

In zwei Punkten unterscheiden sich die echte Akne und die durch Pityrosporum hervorgerufenen Hauterscheinungen: Im Gegensatz zur Akne jucken die befallenen Partien deutlich, außerdem fehlen die Mitesser, die mit Talg gefüllten Haarwurzelkanäle, die für die Akne typisch sind.

Typische Aknebehandlungen stören die Pilze wenig oder begünstigen sie sogar noch in ihrem Wachstum. Eine Therapie mit pilztötenden Salben beendet den Spuk dagegen meist zuverlässig und schnell.

Zuviel Talg durch Pilzinfektion – das seborrhoische Ekzem

Rote, schuppende Hautstellen und erhöhte Talgproduktion: Eine Pilzinfektion namens Schmerfluß kann die Ursache sein.

Ein älterer Begriff für Seborrhoe ist Schmerfluß – eine übersteigerte Talgproduktion in den Talgdrüsen führt dabei zu einer ölig-fettigen Haut, von der kleieförmige, fettige Schuppen abbröckeln. Diese Talgdrüsen finden sich vor allem im Gesicht, auf der Kopfhaut, über dem Brustbein und der Wirbelsäule sowie im Bereich der Genitalien.

Auch hier ist die krank machende Hefe *Pityrosporum ovale* der Übeltäter. *Pityrosporum* kommt zwar auf der Haut fast aller Menschen vor – aber manche kommen mit dem Pilz nicht zurecht. Die Mikrobe liebt vor allem Fett, und dieses findet sie vor allem in den Talgdrüsen. Hier siedelt sie sich mit Vorliebe an und löst bei Menschen mit einer entsprechenden Veranlagung eine Hautentzündung aus. Die befallenen Stellen sind rot, schuppen und jucken.

Seborrhoisches Ekzem

Erreger	Symptome	Behandlung
Pityrosporum ovale	• Ölig-fettige Haut • Kleieähnliche, fettige Schuppen • Nässende Entzündungsherde	Anti-Pilz-Cremes (gegen den Pilz), Kortison (gegen den Juckreiz)

Die einzelnen Menschen erkranken unterschiedlich schwer: Bei einigen sind es nur Kopfschuppen, die auf die Erkrankung aufmerksam machen (siehe auch Seite 20). Bei anderen findet sich eine massive, stark gerötete, nässende Entzündung. Die Erkrankung verläuft oft in Schüben. Wer ein ausgeprägteres seborrhoisches Ekzem hat, fühlt sich meist sehr unwohl. Viele Menschen wollen mit den entzündeten Hautstellen nicht gesehen werden, ziehen sich zurück und werden deprimiert.

Den einen trifft's, der andere bleibt verschont

Warum manche Menschen am seborrhoischen Ekzem erkranken und andere nicht, ist bis heute nicht sicher bekannt. Eine Veranlagung für diese Krankheit wird vererbt, rund die Hälfte aller Menschen haben sie.

Trotzdem erkrankt nur ein kleiner Teil dieser Menschen an dieser Hautentzündung. Man weiß aber, daß beispielsweise das Klima, Streß, ungeeignete Kosmetik, der Zustand des körpereigenen Abwehrsystems, Hormonumstellungen, Ernährung und auch Hautschäden eine wichtige Rolle spielen.

TIP:
Warum manche Menschen für das seborrhoische Ekzem anfällig sind, weiß man nicht genau. Sicher ist jedoch, daß falsche Kosmetik, Streß, Hormonumstellungen und klimatische Einflüsse die Immunabwehr der Haut schwächen.

Was den Pilzen den Weg ebnet

Der eine ist anfällig, der andere nicht:
Diese Faktoren können das Pilzrisiko für ein seborrhoisches Ekzem erhöhen.

- **Erbliche Belastung:**
  Die Veranlagung für
  Pilzinfektionen wird vererbt
- **Streß**
- **Ungeeignete Kosmetik**

- **Klimatische Einflüsse,**
  besonders abrupte
  Klimaumstellungen bei
  Fernreisen
- **Hormonelle Umstellungen**

Früher setzten die Mediziner Schwefel oder Quecksilber gegen das seborrhoische Ekzem ein. Ein großer Fortschritt war die Entdeckung des Kortisons, das die Entzündung und den quälenden Juckreiz schnell abklingen läßt. Die alleinige Behandlung mit kortisonhaltigen Salben hat jedoch einen gravierenden Nachteil: Wenn der Patient die Salbe nicht mehr auf die Haut aufträgt, kommt die Entzündung mit ziemlicher Sicherheit zurück, weil Kortison den Pilz nicht abtöten kann.

Deshalb setzt sich heute immer mehr die Behandlung mit pilztötenden Medikamenten durch, beispielsweise mit Cremes, die den Wirkstoff Ketoconazol enthalten. Die packen das Übel an der Wurzel und vertreiben die Pilze von ihren Lieblingsorten.

Vaginalmykosen und Balanitis

Lästig und hartnäckig

Brennen beim Wasserlassen und Beschwerden beim Geschlechtsverkehr quälen Frauen, die sich eine Pilzinfektion in der Scheide zugezogen haben.

Lästig ist ein viel zu schwaches Wort für die Symptome, mit denen sich eine Pilzerkrankung der Scheide bemerkbar macht – auch wenn viele Frauen sich an das stete Wiederaufflammen dieser Infektion gewöhnt haben. Es fängt an mit gelblichweißem Ausfluß, der ein wenig krümelig und quarkähnlich aussieht. Es folgt ein unaufhörlicher Juckreiz, der den betroffenen Frauen das Leben schwermacht. Viele haben Brennen beim Wasserlassen und starke Beschwerden beim Geschlechtsverkehr.

Der Frauenarzt findet bei der Untersuchung außer dem Ausfluß weißliche Pilzbeläge auf der Scheidenschleimhaut, gleichzeitig sind oft die Schamlippen gerötet und jucken heftig. Die Infektion kann sich auf die angrenzenden Hautbereiche ausdehnen. Scheidenpilzinfektionen werden nur durch Hefepilze ausgelöst, und zwar meistens durch *Candida albicans*.

Risikofaktoren für Vaginalpilze

Drei von vier Frauen machen mindestens einmal in ihrem Leben Bekanntschaft mit einer Pilzinfektion der Scheide. Neben den allgemeinen Risikofaktoren erhöht ein geringerer Gewebeaustausch in den Schleimhäuten der Scheide die Infektionsgefahr. Dies ist der Fall:

- Während der Schwangerschaft
- Bei Einnahme der Antibabypille
- Generell in der zweiten Zyklushälfte.

Nur jede vierte Frau bleibt verschont

Nur jede vierte Frau macht ihr Leben lang keine Bekanntschaft mit Pilzinfektionen der Scheide, schätzen Mykologen. Alle anderen machen diese Erfahrung mindestens einmal. Bei vielen kehrt die Infektion sogar mehrmals im Jahr zurück. Nicht immer sind die Symptome allerdings so ausgeprägt wie eben geschildert: Gelegentlich kann auch der Juckreiz das einzige Zeichen der Infektion sein.

Auch heute noch ist der Vaginalpilz vielen Frauen peinlich

Viele Frauen mögen nicht darüber reden, weil es ihnen peinlich ist und sie sich schämen. Dabei sind Vaginalmykosen keine Geschlechtskrankheit, sondern eher harmlose Infektionen, die sich mit modernen Medikamenten zuverlässig behandeln lassen.

Erhöhte Pilzgefahr vor der Regelblutung

Nicht immer erkranken die Frauen sofort nach einer Infektion. Die Vagina bietet den Pilzen aber ideale Lebensbedin-

Noch immer scheuen sich viele Frauen, über Vaginalpilze zu sprechen oder gar sie behandeln zu lassen. Dabei weiß man, daß drei von vier Frauen mindestens einmal in ihrem Leben von diesem lästigen Leiden befallen werden. Schließlich bietet die Vagina ein ideales Umfeld für Pilze.

45

gungen: Es ist warm, feucht, und aus den Geweben der Scheidenwand können die Schmarotzer die benötigten Nährstoffe gewinnen. Hier können sie sich auch häuslich einrichten, ohne Krankheitsanzeichen hervorzurufen, und auf eine günstige Gelegenheit warten. Diese ergibt sich beispielsweise schon dann, wenn die Regelblutung naht. Die oberflächlichen Zellen der Vaginalschleimhaut sind in der ersten Zyklushälfte recht widerstandsfähig gegen Pilze – aber sie werden in der zweiten Hälfte nach dem Eisprung abgestoßen. Während der Blutung werden dann sowohl die Gewebe als auch die Pilze ausgeschwemmt. Deshalb tritt eine Pilzinfektion der Scheide eher in den Tagen vor der Menstruationsblutung auf als danach.

Gefahr durch Schwangerschaft und Pille

Während der Schwangerschaft werden die oberflächlichen Zellen nicht mehr ausgetauscht – gleiches gilt für Frauen, die eine Pille nehmen, die einen hohen Östrogen- und

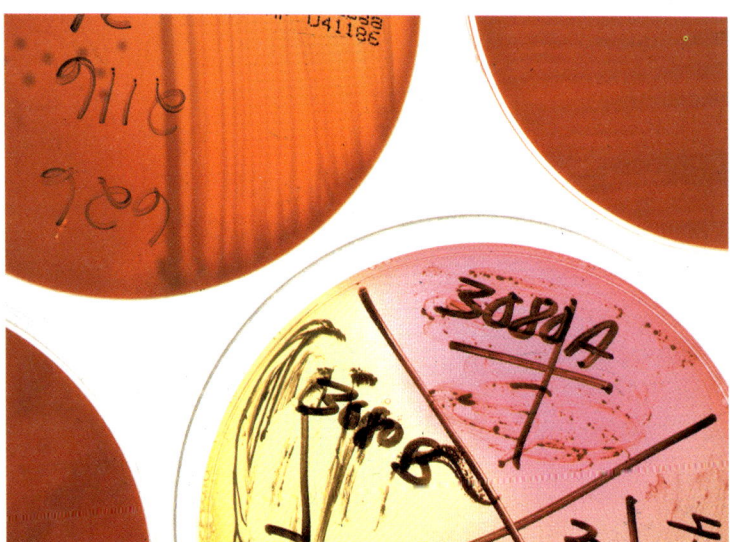

Um Pilze zu identifizieren, legt man oft solche Kulturen an. An den Bewuchsformen erkennt der Arzt den Pilztyp.

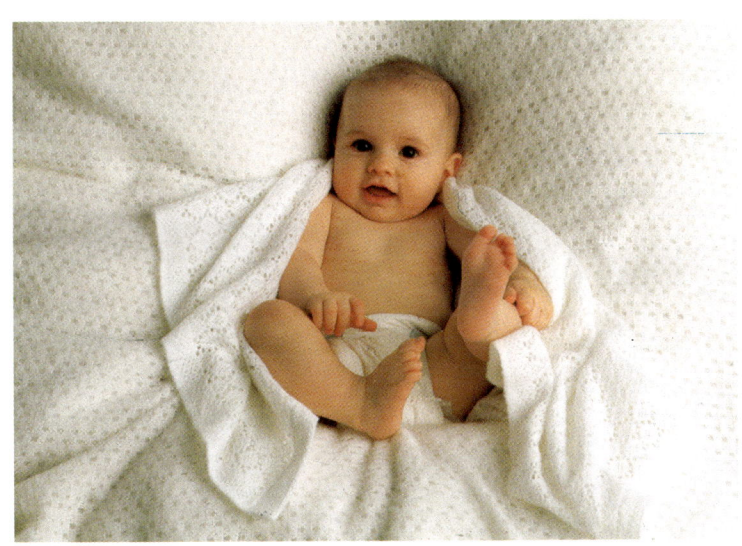

Damit ihr Baby nicht schon mit einer Pilzinfektion auf die Welt kommt, sollten sich werdende Mütter auf Vaginalpilze untersuchen lassen.

Progesteronanteil hat. Die erhöhten Hormonspiegel führen zum einen zu einer vermehrten Zuckeransammlung in den oberflächlichen Vaginalzellen und der Scheide, zum anderen lockern sie das Gewebe auf. Beides erleichtert den Pilzen die Ansiedlung sehr. Ein Pilzbefall in der Scheide ist nicht nur für die Frau bedeutsam: Während der Geburt haben die Schmarotzer ausgiebig Zeit, den neuen Erdenbürger an allen möglichen Körperstellen zu befallen und sogar seinen Darm zu besiedeln.

Oft ein Pilz als erstes Geschenk

In den ersten Lebensmonaten haben Säuglinge keinen ausreichenden Schutz gegen Pilzinfektionen. Viele Mykologen fordern deshalb das »Recht auf eine pilzfreie Geburt« – Frauen sollten routinemäßig auf Scheidenpilze untersucht und wenn nötig von ihnen befreit werden.

Ein Grund für ständig wiederkehrende Scheidenpilzinfektionen kann eine Pilzbesiedelung des Darms sein. Die Frau behandelt sich dann zwar gegen Scheidenpilze erfolgreich

TIP:
Da Säuglinge noch kein ausgebildetes Immunsystem besitzen, können sie bei der Geburt leicht mit einem Vaginalpilz der Mutter angesteckt werden. Lassen Sie sich deshalb während der Schwangerschaft auf Pilze untersuchen, um Ihrem Kind eine »pilzfreie« Geburt zu garantieren!

mit lokal wirksamen Medikamenten – aber aus dem Darm kommt ständig Nachschub, der wieder neue Infektionen auslöst (siehe auch Seite 65f.). In solchen Fällen sollte der Darm mit Medikamenten von den lästigen Keimen befreit werden, empfehlen pilzkundige Ärzte.

Auch der Partner kann infiziert sein

TIP:
Lassen Sie Ihren Partner mitbehandeln, wenn Sie an einem Vaginalpilz leiden. Die Keime kommen sonst zurück!

Eine andere wichtige Infektionsquelle für ständige Rückfälle kann der Partner sein. Bei ihm sitzen die Keime besonders häufig unter der Vorhaut auf der Eichel (siehe Seite 52ff.). Der Mann muß von dem Pilzbefall nicht unbedingt etwas merken, die Pilze können dort auch siedeln, ohne eine Entzündung hervorzurufen. Wird nur die Frau behandelt, infiziert er sie beim nächsten Geschlechtsverkehr wieder neu – dieses Hin und Her der Keime heißt deshalb auch Pingpongeffekt.

Diese Faktoren begünstigen das Entstehen einer Scheidenpilzinfektion

- Einnahme von Medikamenten, die die Körperabwehr herabsetzen, wie Zytostatika, antibakterielle Antibiotika oder Kortison
- Pilzbefall in Mund, Speiseröhre oder Darm
- Schwere, zehrende Krankheiten
- Schwangerschaft
- Häufig wechselnde Geschlechtspartner
- Ein pilzinfizierter Partner
- Zuckerkrankheit
- Über- oder Unterfunktion der Schilddrüse
- Falsche, zuckerreiche Ernährung
- Warme und feuchte Hautpartien im Bereich der Leistenbeuge, beispielsweise durch Übergewicht oder durch enge Kleidung aus Kunstfasergewebe
- Chemisch irritierte, verletzte oder entzündete Haut, beispielsweise durch übermäßigen Gebrauch von Deos oder Desinfektionsmitteln
- Unzureichende oder übertriebene Körperhygiene

Medikamente gegen Vaginalpilze

LOKALBEHANDLUNG AUSSEN

- Antimykotische Lotionen, Cremes und Salben; z.B. mit den Wirkstoffen Amphotericin B, Chlorphenesin, Ciclopiroxolamin, Clotrimazol, Econazol, Miconazol, Natamyzin, Nystatin, Oxyconazol, Polyvidonjod oder Tioconazol; Sitzbäder beispielsweise mit Polyvidonjod

ZUR BEHANDLUNG INNERHALB DER VAGINA

- Genitalcremes oder Ovula (Vaginalzäpfchen); z.B. mit den Wirkstoffen Nystatin, Natamyzin, Clotrimazol oder anderen

MEDIKAMENTE ZUM SCHLUCKEN

- Kapseln mit Fluconazol, Itraconazol oder Ketoconazol zum Sanieren versteckter Pilzherde
- Lotion und Tabletten mit dem nichtresorbierbaren Nystatin zur Bekämpfung eines Darmbefalls

Da die lokal wirksamen Medikamente gut verträglich sind und kaum Nebenwirkungen haben, fordern manche Mediziner, den Partner stets mitzubehandeln. Bei entsprechenden Sexualpraktiken können die Pilze auch aus der Mundhöhle eines der beiden Partner stammen.

Wie bei allen Pilzkrankheiten erleichtern außerdem Erkrankungen oder Medikamente, die die Körperabwehr dämpfen, den Schmarotzern das Spiel. Auch Antibiotikabehandlungen, insbesondere mit Tetrazyklinen, begünstigen Vaginalmykosen.

Zur Behandlung von Scheidenpilzinfektionen stehen heute eine ganze Reihe von Substanzen zur Verfügung, von denen

Scheidenentzündungen können durch Pilze, Bakterien oder Herpesviren ausgelöst werden. Eine sichere Diagnose kann nur der Arzt treffen. Von ihr hängt es ab, welche Medikamente angewandt werden müssen.

die meisten lokal in der Vagina wirken. Sie werden beispielsweise als Creme oder Tablette in die Scheide gebracht. Einige Medikamente werden auch als Tablette oder Kapsel geschluckt, um die Pilze aus Körperregionen zu vertreiben, die die lokal wirksamen Stoffe nicht erreichen. Welche der Behandlungsformen für Sie die beste ist, entscheiden Sie gemeinsam mit Ihrem Arzt.

Diagnose nur durch den Arzt

Besonders wichtig ist es, beim erstmaligen Auftreten der Symptome nicht direkt in die Apotheke zu laufen und sich auf eigene Faust Anti-Pilz-Medikamente zu besorgen. Denn anhand der Symptome kann niemand ohne weiteres unterscheiden, ob Bakterien oder Pilze die Erkrankung auslösen – gegen Bakterien wirken Anti-Pilz-Mittel aber genausowenig wie Antibiotika gegen Pilze.

Scheidenentzündungen können genauso durch Bakterien ausgelöst werden wie durch Pilze – und auch das Herpessimplex-Virus kann Symptome auslösen, die mit einer Scheidenpilzinfektion verwechselt werden können. Deshalb sollte stets ein Arzt untersuchen, ob wirklich ein Pilz die Symptome verursacht hat.

Hausmittelchen sind nutzlos

Es kursieren eine ganze Reihe von Tips, mit welchen Hausmittelchen Pilzinfektionen zu behandeln seien. Das geht von Scheidenspülungen mit Backhefelösungen oder Bierhefe bis hin zu Joghurt- oder Kefireinreibungen. Unter pilzkundigen Ärzten sind diese Maßnahmen nicht mehr umstritten: Sie nützen gar nichts, ist die einhellige Meinung. Vorhandene Pilze wachsen munter weiter, und immer wieder hat die Frau nach solchen Kuren einen lästigen Bewohner mehr: Bier-

TIP:
Bei einer Selbstbehandlung sollten Sie daran denken, daß die Symptome normalerweise nach vier Tagen verschwunden sein sollten. Sind sie nach dieser Zeit immer noch da, so können möglicherweise andere Erreger die Krankheit ausgelöst haben, gegen die Anti-Pilz-Medikamente nichts ausrichten.

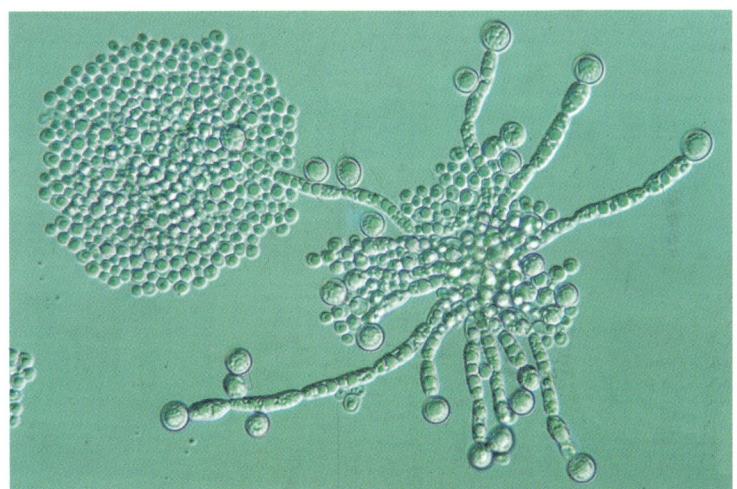

Candida albicans
unter dem Mikroskop.
Neben dem Darmtrakt befällt
dieser Pilz oft die
Geschlechtsorgane.

und Backhefe finden sich dann im Scheidensekret ebenso wie *Candida kefir*, der Produzent des Kefirs.

Laktobazillen wie im Joghurt können dagegen zwar sinnvoll sein, um eine gestörte Bakterienflora in der Scheide wieder zu normalisieren. Aber auch hier empfehlen Experten, dies lieber mit entsprechenden Präparaten aus der Apotheke zu versuchen – dort gibt es die Laktobazillen als Vaginalzäpfchen ohne Verunreinigungen und genau in der Form, wie sie in der Scheide wachsen sollten.

Niemand kann Ihnen dagegen garantieren, daß im Joghurt tatsächlich nur die Keime stecken, die für die Scheidenflora wünschenswert sind. Als alleinige Behandlung einer Scheidenpilzinfektion reicht es aber nicht aus, nur die Bakterien ansiedeln zu wollen. Vorher müssen Sie den Pilzen den Garaus machen.

So halten Sie sich die Pilze vom Leibe

Die folgenden Tips ersetzen zwar nicht die Behandlung einer Pilzinfektion durch den Arzt, sie erschweren aber den

Pilzen die Rückkehr, wenn sie einmal vertrieben sind, oder beugen einem Erstbefall vor:

- Die Behandlung mit Zäpfchen oder Vaginalcremes am besten vor dem Schlafengehen vornehmen – die Stoffe laufen nicht vorzeitig aus und können sich besser verteilen.
- Übertriebene Hygiene schadet genauso wie schlechte Körperpflege. Deshalb nicht zu häufig oder zu selten waschen und nur milde, pH-neutrale Seifen und Waschlösungen verwenden. Lange, heiße Bäder schädigen die Haut, deshalb darauf verzichten.
- Bei Darmbefall: Pilze aus dem Darm beseitigen (siehe Seite 56ff.).
- Nötigenfalls den Partner mitbehandeln, um einen Pingpongeffekt zu vermeiden.
- Auf Intimsprays und Vaginalduschen verzichten, weil diese das physiologische Scheidenmilieu schädigen können.
- Keine Unterwäsche oder Slipeinlagen mit Kunststofffolien verwenden; diese schaffen das feuchtwarme Klima, das Pilze so gern mögen.
- Die Unterwäsche täglich wechseln und möglichst auskochen.
- Nach dem Gang zur Toilette immer vom Scheideneingang fort in Richtung After reinigen.
- Faserreiche Ernährung ist besser als viele Süßigkeiten – Pilze lieben Zucker, er begünstigt ihr Wachstum.
- Bei Erstinfektion oder ständigen Rückfällen zum Arzt!

TIP:
Lassen Sie die Finger von Hausmitteln, auch wenn diese »ganz natürlich« sein sollen. Hefespülungen und Kefireinreibungen vertreiben die Pilze nicht.

Keine Kleinigkeit – die Balanitis

Die Balanitis beim Mann ist das Gegenstück zur Vaginalmykose – der Pilzbefall des männlichen Gliedes löst diese Entzündung aus. Meist ist der Hefepilz *Candida albicans* der Übeltäter.

Diese Symptome können eine Balanitis anzeigen

- Gerötete Bereiche, die unangenehm jucken können
- Schädigungen der empfindlichen Schleimhaut
- Grauweißliche Beläge
- Die Vorhaut kann anschwellen und dabei vermehrt Sekret absondern

Auch hier gilt wieder: Pilze lieben es warm und feucht, und diese Zustände finden sie auf der Eichel des Gliedes unter der Vorhaut.

Ein Pilzbefall des Gliedes kann viele Ursachen haben. Eine der wichtigsten ist die Übertragung der Mikroben beim Geschlechtsverkehr – die Partner spielen Pingpong: Solange sich nur einer von beiden behandeln läßt, infiziert der nichtbehandelte den anderen immer wieder neu. Erkrankungen wie Diabetes begünstigen das Auftreten der Balanitis ebenso wie Behandlungen mit Antibiotika, Kortison oder Zytostatika bei der Krebstherapie.

Erreger	Symptome	Behandlung
Candida albicans	• Rötungen • Weißliche Beläge • Geschwollene Vorhaut • Eventuell Phimose, Prostataentzündung	• Anti-Pilz-Salben • Desinfizierende Bäder

Die Geschlechtsorgane des Mannes sind wie die der Frau ein ideales Feld für Pilze: Unter der Vorhaut ist es feucht, warm und kaum belüftet.

Balanitis

Auch stark übergewichtige Menschen haben ein erhöhtes Risiko, genauso wie Männer mit einer Phimose, der Verengung der Vorhaut. Hier finden die Pilze besonders gute Lebensbedingungen, da sich unter der Verengung Sekrete stauen. Eine solche Phimose muß allerdings nicht immer der Auslöser der Balanitis sein – sie kann auch die Folge stetig wiederkehrender Pilzinfektionen sein. Kehrt so eine Balanitis ständig wieder, kann wie bei der Frau auch eine Darmpilzbesiedelung schuld daran sein.

Komplikationen sind nicht ungefährlich!

Vorhautverengung (Phimose) kann Ursache, aber auch Folge häufiger Pilzinfektionen sein.

Pilzinfektionen der Eichel darf man nicht auf die leichte Schulter nehmen – einige Komplikationen drohen. Dazu gehört die Infektion der Harnröhre und der Prostata mit Pilzen, die an diesen Orten nicht immer leicht zu bekämpfen sind. Auch kann sich der Befall auf angrenzende Hautbereiche ausdehnen.

Schließlich kann eine Phimose die Folge ständig wiederkehrender Pilzinfektionen sein – schlimmstenfalls muß irgendwann der Chirurg die Vorhaut entfernen.

Der Arzt wird Sie darauf hinweisen, daß auch die Partnerin untersucht und nötigenfalls behandelt werden muß, um den

Pilze oder Bakterien?

Nicht immer läßt sich die Pilzbalanitis von anderen Entzündungen unterscheiden, die von Bakterien ausgelöst werden.

Deshalb nimmt der Arzt eine Probe, um sie auf Pilze zu untersuchen und so eine gezielte Behandlung einleiten zu können.

TIP:
Bei Pilzbefall des männlichen Gliedes gilt wie bei Vaginalpilzen: Die Behandlung durch einen Arzt ist unerläßlich – und zwar für beide Partner!

Pingpongeffekt zu vermeiden.

In der Regel wird er seinem Patienten eine pilztötende Salbe als Creme oder Paste verschreiben, die dieser ein- bis zweimal am Tag auftragen muß. Hilfreich ist es auch, den Penis einmal am Tag in einer milden desinfizierenden Lösung zu baden und anschließend mit einem Haarfön vorsichtig zu trocknen.

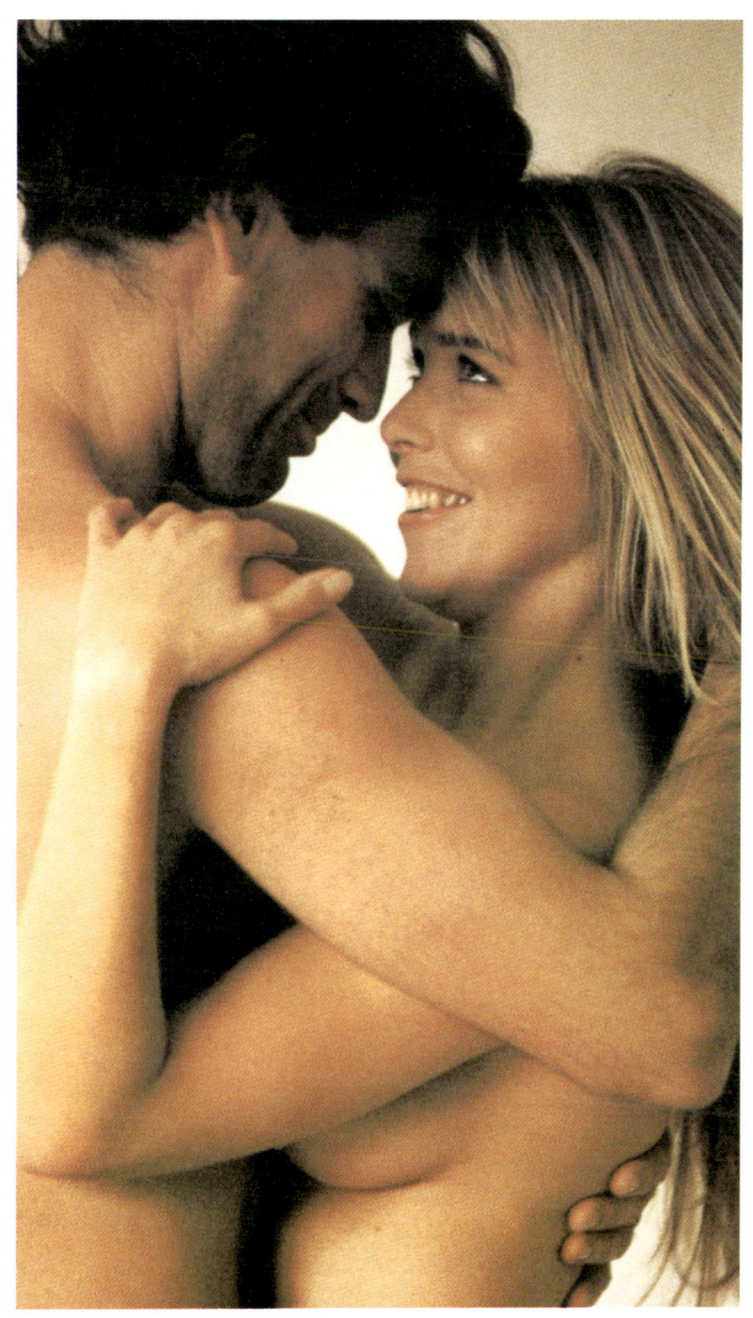

*Beim Liebesspiel
können sich Partner immer
wieder gegenseitig mit Pilzen
infizieren. Deshalb sollten sich
immer beide behandeln lassen,
auch wenn nur bei einem von
ihnen Krankheitssymptome
auftreten.*

Mund, Speiseröhre und Darm – ein Paradies für Pilze

Pilze im Verdauungssystem

Die Schleimhäute der Mundhöhle und andere Abschnitte des Verdauungstraktes des Menschen können genauso wie die äußere Haut von Pilzen befallen werden. Hier sind in erster Linie Hefepilze die Übeltäter.

Beste Bedingungen für Schmarotzer in der Mundhöhle

Brennende Schmerzen im Mundraum machen Soor zu einer besonders unangenehmen Pilzerkrankung.

Die von Hefepilzen befallenen Bereiche im Mund sehen zuerst fleckig rot aus und sind geschwollen. Der Betroffene klagt oft über einen trockenen Mund, brennende Schmerzen und kann nicht mehr so gut schmecken wie vorher. Später treten punktförmige, weißlichgraue Flecken auf, die zu einem durchgehenden Belag zusammenfließen. Meistens passiert dies auf der Zunge oder den Kieferleisten – aber auch die Wangenschleimhaut können die Pilze befallen.

Soor durch Hefepilze ...

Diese Beläge lassen sich nur teilweise abwischen – und dann kommt unter ihnen oft eine blutige Stelle zum Vorschein. Prinzipiell kann jeder Mensch an dieser Soor genannten Pilzinfektion erkranken – einige haben jedoch ein höheres

Risiko. Dazu gehören beispielsweise Zuckerkranke. Sie haben oft sogenannte Faulecken (Perlèche genannt) in den Mundwinkeln. In diesen entzündeten Mundwinkeln finden sich sehr oft Pilze. Auch Asthmatiker, die Kortisonsprays benutzen müssen, erkranken häufiger als andere an einem Mundsoor. Genauso ergeht es Menschen, die aus anderen Gründen Kortison nehmen müssen. Die Angst vor einer Pilzinfektion sollte aber kein Grund sein, solche Medikamente nicht einzunehmen, wenn es erforderlich ist – nur sollten Arzt und Patient aufmerksam auf pilzverdächtige Veränderungen im Mund achten.

… sicher und schonend zu behandeln

Denn diese Pilzinfektion läßt sich mit einem der sichersten und schonendsten Medikamente der Medizin gut behandeln. Der Wirkstoff Nystatin – oder eine verwandte Substanz – tötet Hefepilze in Mund und Darm zuverlässig ab, ohne irgendeine Nebenwirkung auf den menschlichen Körper zu entfalten. Höchstens bei Überdosierung kann es zu Durchfall kommen.

Zur Behandlung der Mundhöhle gibt es eine gesüßte Lotion (gesüßt, weil Nystatin allein gallebitter schmecken würde). Diese behält der Kranke im Mund und bewegt die Flüssigkeit möglichst lange hin und her, um die ganze Schleimhaut zu erreichen.

Soor ist eine unangenehme Erscheinung, aber leicht zu behandeln. Medikamente mit dem Wirkstoff Nystatin töten den Pilz zuverlässig ab und entwickeln keine Nebenwirkungen.

Vom Mund in den Darm

Allerdings reicht es oft nicht, nur den Mund zu behandeln, denn die Plagegeister gelangen mit der Nahrung in den Darm. Die Symptome einer Darmpilzinfektion reichen von Gelenkbeschwerden über Hauterscheinungen wie bei einer Schuppenflechte bis hin zu Herzschmerzen.

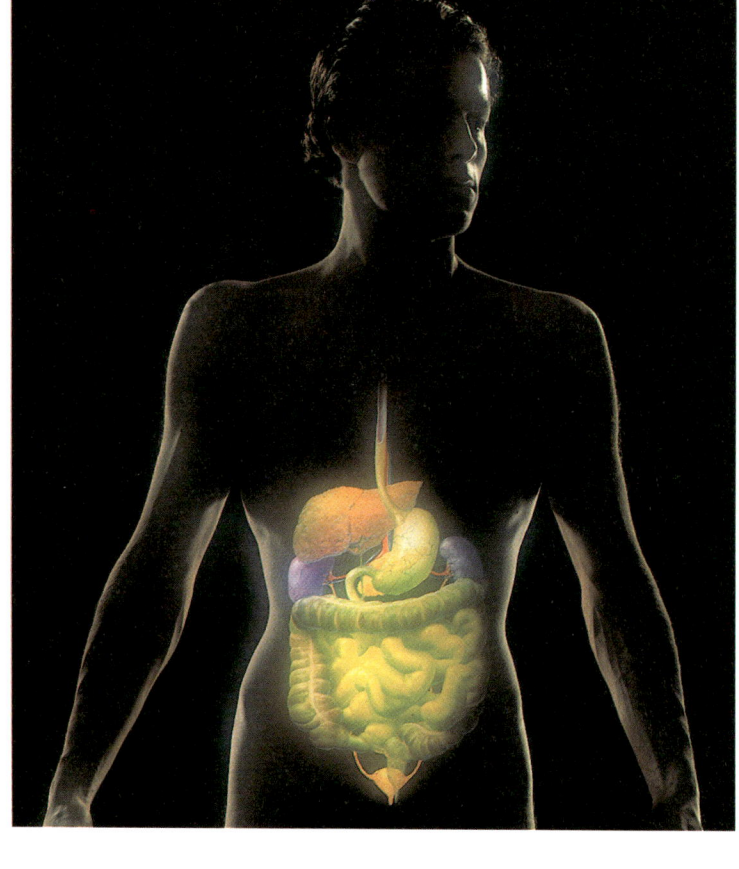

Bei einer Soorinfektion des Mundes sollte der Arzt den Darm gleich mitbehandeln: Soorpilze gehen mit der zerkauten Nahrung gern auf Wanderschaft und finden im Dünndarm ideale Lebensbedingungen vor!

Den Darmtrakt mitbehandeln!

Selten jedoch sieht der Arzt oder der Patient in der Pilzinfektion des Mundes den Ursprung solcher Symptome, weil sie nicht an eine gleichzeitige Pilzbesiedelung des Darms denken. Pilzkundige Ärzte aber behandeln bei Pilzinfektionen der Mundhöhle den Darm gleich mit. Denn die Lotion gegen die Pilze im Mund erreicht maximal noch die Speiseröhre; für den Darm sind spezielle Tabletten mit dem gleichen Wirkstoff erforderlich. Wer Darmpilze hat, muß außerdem noch eine spezielle, zuckerfreie Diät halten.

Mehr zum Thema

Ausführliche Informationen zum Thema »Pilze im Darm« finden Sie im Ratgeber »Pilze im Körper – krank ohne Grund?« von Gaby Guzek und Elisabeth Lange, erschienen ebenfalls bei Südwest. Außer detaillierten Informationen über die Erkrankung enthält der Band auch einen sehr umfangreichen Rezeptteil für die Anti-Pilz-Diät, wie sie später auf Seite 64 beschrieben wird.

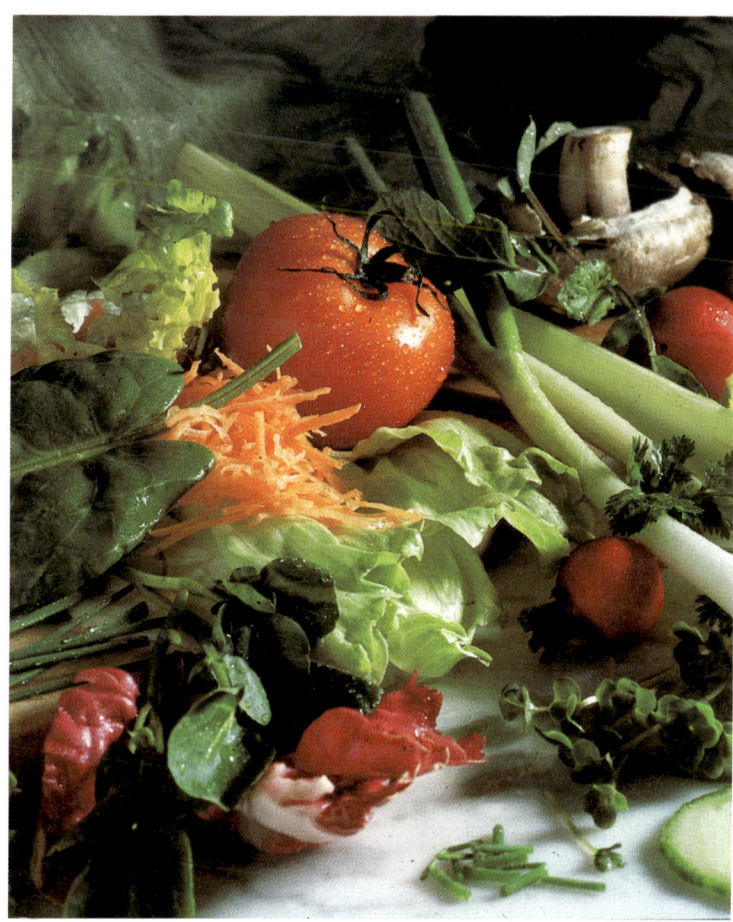

Mit einer Anti-Pilz-Diät und Medikamenten können Sie Pilzen im Darm den Nährboden entziehen. Viel frisches Gemüse, kein Zucker, kein Alkohol – das verträgt kein Pilz auf die Dauer.

Eine Ursache, verschiedenste Symptome

Hefepilze, die den Darm befallen haben, können die unterschiedlichsten Krankheitsbilder aufzeigen. Eine genaue Diagnose ist deshalb nicht immer einfach.

Warm und feucht – auch im Verdauungstrakt des Menschen ist es genau so, wie Pilze es lieben. Allerdings kommt noch eins hinzu: Hier schwimmen sie im Überfluß, direkt in der Nahrung des Wohlstandsbürgers. Und der gibt den Hefen reichlich Zucker: 27 Kilogramm pro Jahr verzehrt der Durchschnittsbürger, hat die Deutsche Gesellschaft für Ernährung errechnet. Dies und Medikamente wie Breitbandantibiotika stören die natürliche Darmflora, die uns normalerweise vor Pilzinfektionen schützt.

Die schlimmsten Übeltäter – Hefepilze

In erster Linie sind es Hefepilze, die sich hier häuslich einrichten – Schimmelpilze beispielsweise brauchen Sauerstoff, den sie im Darm nicht bekommen. Von den rund 200 Hefen, die es gibt, können aber nur einige wenige dem Menschen gefährlich werden. Sie haben eine Eigenschaft, die sie von der nützlichen Bäckerhefe unterscheidet: Sie können sich an der Darmwand anheften und dort anwachsen.

Eine Infektion mit Hefepilzen ruft keine unverwechselbaren Symptome hervor. Die Krankheit wirkt sich bei jedem Menschen anders aus. Zum einen, weil unterschiedliche Pilze an den Beschwerden schuld sein können. Zum anderen reagiert jeder Organismus anders auf die Infektion, je nachdem, wie fit der Mensch ist und wie gut er beispielsweise mit den schädlichen Stoffwechselprodukten der Pilze fertig wird.

Habe ich Pilze im Darm?

Die folgenden Checklisten sind dem eben erwähnten Buch »Pilze im Körper – krank ohne Grund?« von Gaby Guzek und Elisabeth Lange entnommen. Mit diesen Checklisten lassen sich Pilzinfektionen zumindest einigermaßen eingrenzen. Eine hundertprozentige Diagnose ist damit aber nicht möglich. Es ist unerläßlich, daß ein Arzt auch nach anderen möglichen Ursachen für Ihre Beschwerden sucht.

Checkliste
Habe ich Pilze im Verdauungstrakt?

Haben Sie in der letzten Zeit eines oder mehrere der folgenden Symptome wiederholt bei sich beobachtet?

- Blähungen, Verstopfung, Durchfall

- Juckender, roter, manchmal nässender Ausschlag am Darmausgang

- Magenschmerzen, Mundgeruch

- Übermäßige Müdigkeit, Abgeschlagenheit, Unkonzentriertheit

- Vergeßlichkeit, Stimmungstiefs

- Heißhunger auf Süßes, auf kohlenhydratreiche Lebensmittel oder Obst

- Muskelzittern und dabei das Gefühl, »wie verhungert« zu sein

- Flirren vor den Augen

- Blasenentzündungen

- Hartnäckiges Übergewicht trotz vieler Diäten

- Kurzatmigkeit, eine verstopfte Nase wie bei einer Erkältung, Ohrenentzündungen

- Muskelschmerzen, ein »steifer Nacken«

- Gelenkschmerzen beispielsweise in den Fingern, Knien oder Ellenbogen, geschwollene Gelenke

- Unreine Haut, Rötungen, Pickel, trockene Haut, stumpfe, fettige Haare

- Muffiger Körpergeruch, an Händen oder Füßen, vor allem bei Kindern

- Pilzinfektionen der Scheide, starke Beschwerden vor und während der Monatsblutung

- Prostataentzündungen

- Nachlassender Spaß am Sex

Haben Sie eines oder mehrere der nebenstehenden Symptome in letzter Zeit an sich festgestellt, sollten Sie sich zur genaueren Abklärung an einen Arzt wenden.

Risikofaktoren

Eigentlich ist es fast unmöglich, eine Pilzinfektion ausschließlich anhand von Symptomen festzustellen. Wenn Sie dem Verdacht weiter nachgehen wollen, daß die Schmarotzer Sie plagen, beantworten Sie am besten die folgenden Fragen.

Treffen auf Sie eine oder mehrere Aussagen zu, ist es gut möglich, daß Pilze an Ihren Beschwerden schuld sind.

Anhand der nebenstehenden Checkliste können Sie überprüfen, ob Sie für Pilzinfektionen des Verdauungstrakts anfällig sind.

Checkliste
Bin ich für eine Pilzinfektion des Verdauungstrakts anfällig?

- Haben Sie eine Antibiotikabehandlung hinter sich? Vielleicht gegen eine Mandelentzündung, Ohreninfektionen oder einen entzündeten Zahn?

- Haben Sie jemals sogenannte Breitspektrumantibiotika erhalten? Sollten Sie sich nicht sicher sein, erkundigen Sie sich bei Ihrem Hausarzt.

- Hat diese Behandlung länger als zehn Tage gedauert, oder haben Sie sogar mehrere Antibiotikatherapien hinter sich?

- Erhalten oder erhielten Sie über länger als zwei Wochen von Ihrem Arzt Kortison – etwa wegen Asthma, Gelenkentzündungen etc.?

- Waren Sie einmal oder mehrere Male schwanger?

- Nehmen Sie länger als zwei Jahre die Pille oder andere Hormontabletten?

- Essen Sie gerne und sehr oft Süßes?

- Leiden Sie an einer der folgenden Krankheiten: Allergien, Zuckerkrankheit, Rheuma, Gicht, Neurodermitis, Schuppenflechte?

Richtige Ernährung bei Pilzkrankheiten

Nicht viele Ärzte kennen sich mit der Behandlung von Darmpilzen aus. Ein pilzkundiger Mediziner untersucht in erster Linie Stuhlproben und nimmt gelegentlich auch Abstriche aus der Mundhöhle. Diese sind für den Patienten vielleicht unangenehm, aber die Abstriche sind weder schmerzhaft noch gefährlich.
Werden dabei Pilze festgestellt, so behandeln pilzkundige Therapeuten heute sowohl mit einer speziellen Anti-Pilz-Diät als auch mit Medikamenten wie Nystatin.

Dieses Medikament wird nicht vom Darm in den Körper aufgenommen. Es stört die Atmung der Pilze und befördert sie so ins Jenseits.

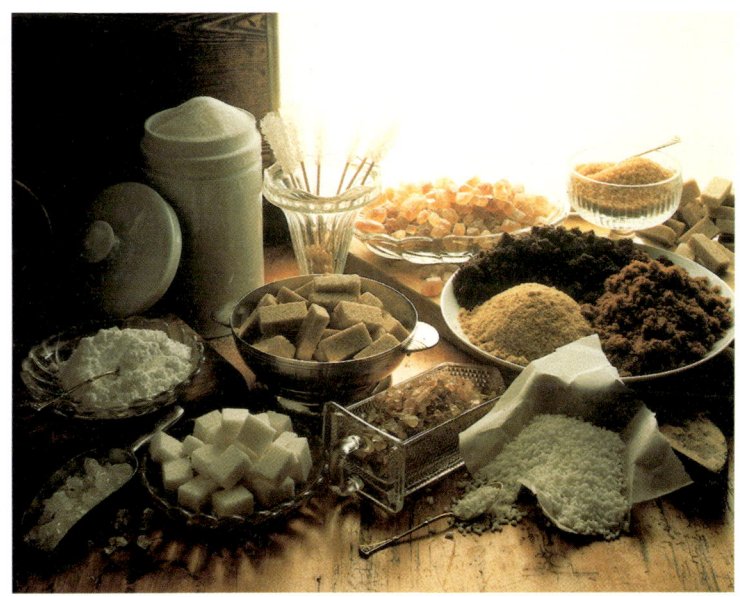

Eine Anti-Pilz-Diät muß nicht langweilig sein, auch wenn Sie zeitweise auf Zucker und Alkohol verzichten müssen.

Pilze mögen Süßes

Hefen sind Zuckerjunkies – deshalb muß eine Diät dafür sorgen, daß sie keinen mehr bekommen.

Für viele Pilzinfizierte hört sich das an wie eine Folter – sie stellen aber oft nach wenigen Tagen fest, daß sie bei gleichzeitiger Medikamenteneinnahme gar keinen Heißhunger mehr verspüren.

Wer dagegen nur Medikamente nimmt, aber eifrig weiter Süßes (und das gilt auch für süßes Obst!) nascht, gibt den Pilzen genug Nahrung, um sich gegen die Medikamente zu behaupten.

Ein Muß:
Anti-Pilz-Medikamente
plus zuckerfreie Diät.

So funktioniert Ihre Anti-Pilz-Diät

- Lassen Sie alles Zuckerhaltige weg, und essen Sie stärkereiche Lebensmittel nur, wenn gleichzeitig reichlich Ballaststoffe drin sind.

- Verzichten Sie auf Früchte und alle Produkte daraus – selbst wenn auf der Packung mit dem Etikett »zuckerfrei« geworben wird.

- Essen Sie Müsli – selbstverständlich ohne Zucker – statt Brot zum Frühstück.

- Halten Sie sich an Gemüse! Mindestens einmal täglich sollte je eine Portion gegartes und rohes Gemüse auf den Tisch kommen.

- Machen Sie in den ersten Wochen der Erkrankung um alles Alkoholhaltige einen Bogen. Später können Sie ab und zu ein Glas trockenen Wein trinken; Bier und Schnaps bleiben jedoch tabu, bis die Pilze endgültig verschwunden sind!

Gesundessen mit der Anti-Pilz-Diät

Gegen die ungebetenen Gäste im Verdauungstrakt haben Sie nur dann eine Chance, wenn Sie ihnen den Aufenthalt so unangenehm wie möglich machen. Mit einer Anti-Pilz-Diät können Sie die Medikamente, die Ihnen der Arzt verschreibt, effektiv, nebenwirkungsfrei und mit lang anhaltendem Erfolg unterstützen. Rezepte finden Sie im Ratgeber »Pilze im Körper – krank ohne Grund?« von Gaby Guzek und Elisabeth Lange.

Keine Hungerkuren bei Pilzerkrankungen!

Pilzkundige Ärzte warnen außerdem vor dem Versuch, Pilze nur mit einer Diät oder gar einer Hungerkur beseitigen zu wollen – das geht oft schief. Denn nimmt man den Hefen ihr Lieblingsfutter weg, ohne sie gleichzeitig mit Nystatin abzutöten, so können sie auf der Suche nach Nahrung die Darmwand durchwachsen und sich dort oder an anderen Stellen im Körper festsetzen. Hier erreicht sie das schonende Medikament nicht mehr, außerdem kann eine solche Organmykose im schlimmsten Fall lebensgefährlich werden.

In solchen Fällen behandeln Ärzte oft zusätzlich mit Medikamenten, die im ganzen Körper wirken, beispielsweise Itraconazol oder Fluconazol. Immer mehr Mediziner tun dies auch, wenn eine Infektion schon lange besteht oder hartnäckig immer wiederkehrt, um eventuell tiefer eingedrungene Pilze abzutöten.

Nur die Behandlung des gesamten Verdauungstrakts garantiert Erfolg

Wenn Sie irgendwo im Verdauungstrakt an einer Pilzinfektion leiden und mit Nystatin behandelt werden, ist es besonders wichtig, mit einer Lotion, Salbe oder Lutschtabletten

Wer meint, einen Darmpilz mit einer Hungerkur bekämpfen zu können, leistet sich einen Bärendienst. Im schlimmsten Fall können die hungrigen Hefen die Darmwand durchdringen.

TIP:
Sitzen die Pilze außerhalb des Darms, müssen Sie Medikamente nehmen, die im ganzen Körper wirken.

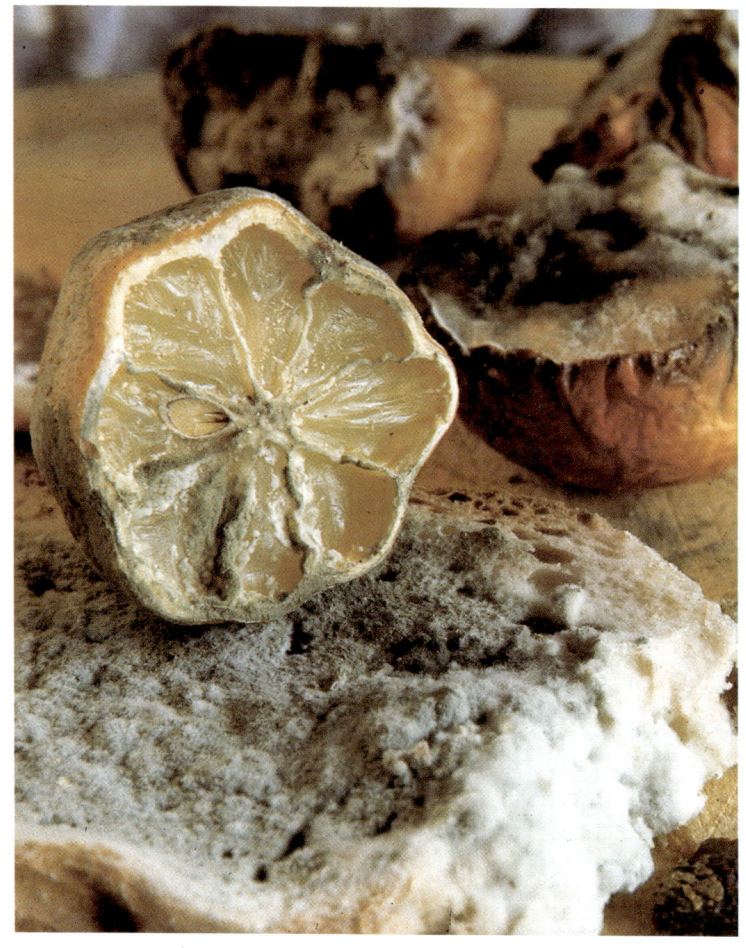

Angeschimmelte Lebensmittel gehören in den Abfall! Die Pilzgifte können bereits überall zu finden sein – auch an den Stellen, die noch genießbar aussehen.

Mund und Speiseröhre zu behandeln und gleichzeitig mit Tabletten die einzelnen Abschnitte des Darms von den Mikroben zu befreien. Die Medikamente für Mund und Speiseröhre wirken weiter unten nicht mehr, die Tabletten dagegen nicht im oberen Abschnitt. Weil niemand genau feststellen kann, wo die Keime sich schon überall festgesetzt haben, muß immer der ganze Verdauungstrakt behandelt werden, um zu vermeiden, daß irgendwo eine Pilzkolonie überlebt, die zu ständigen Neuinfektionen führt.

Jucken und Brennen am After – oft sind Pilze daran schuld

Viele sprechen nur ungern darüber. Sie verkneifen sich den Arztbesuch und werden lieber damit fertig, daß es nach jedem Stuhlgang am Darmausgang heftig brennt und außerdem den ganzen Tag lang ununterbrochen juckt. Abends im warmen Bett wird es dann noch schlimmer. Viele halten sich für unrein und können die Symptome trotz oft übertriebener Sauberkeit nicht zum Verschwinden bringen.

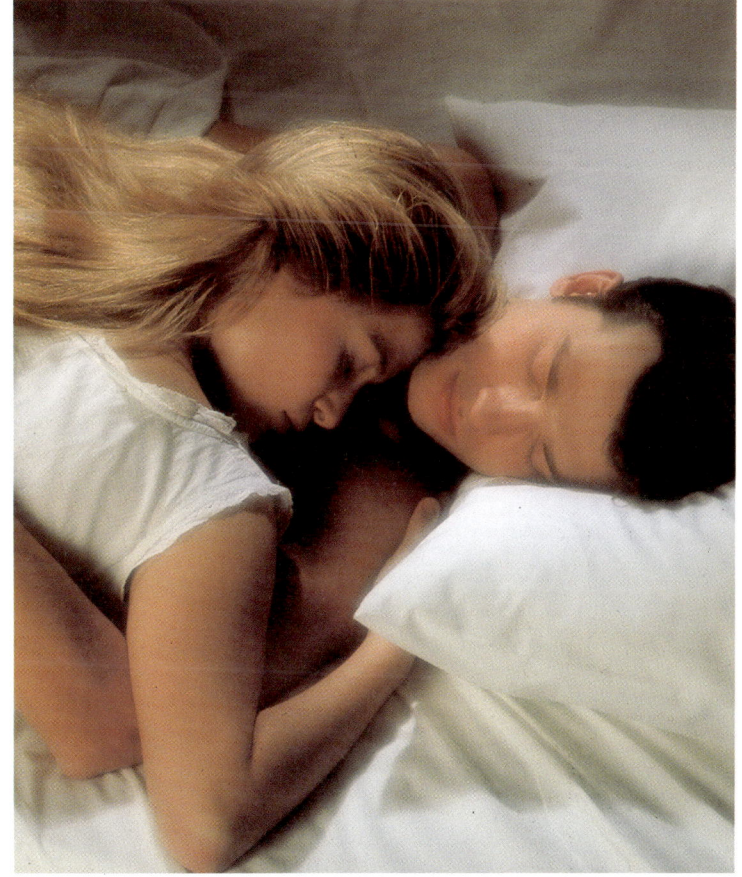

Pilzbeschwerden am Darmausgang können durch die Bettwärme verstärkt werden.

Entzündungen am Darmausgang können durch eine Pilzinfektion verursacht sein. Auch hier gilt: Der Schmarotzer kann sich in der Mundhöhle und im Darm niedergelassen haben.

Mancher überwindet seine Scham, geht zum Arzt und ist hinterher erst recht frustriert: Dieser hat dann zwar eine scharf begrenzte Rötung um den After herum festgestellt, die mattrot glänzt und gelegentlich auch kleine Risse, Schuppen oder Pusteln vor allem am Rand aufweist. Aber viele Mediziner haben wenig Erfahrung mit Pilzen und ordnen die Symptome anderen Krankheiten zu, die mehr oder auch weniger ähnlich aussehen. Ergebnis: Sie verordnen ihrem Patienten eine Kortisonsalbe, die die Rötung auch prompt verschwinden läßt.

Kortison ist gegen Pilze machtlos

Erfreut setzt der Geplagte die Salbe wieder ab, und ebenso schnell, wie sie verschwand, ist die Rötung wieder da. Denn Kortison, gegen viele Krankheiten ein gutes Mittel, richtet gegen Pilze herzlich wenig aus. Oft macht ihnen das Mittel sogar den Weg frei für eine noch ausgedehntere Infektion.

Nur ein pilzkundiger Arzt erkennt die Pilzinfektion

Zu selten wird bei solchen Symptomen an eine Infektion mit Hefepilzen gedacht. Ein pilzkundiger Arzt macht in solchen Fällen einen Abstrich aus den betroffenen Hautstellen und läßt den Patienten Stuhlproben abgeben. Eine gegen Pilze wirksame Creme läßt die Symptome innerhalb weniger Tage restlos verschwinden.

Immer auch Mund und Darm behandeln!

Auch wenn die Beschwerden am Darmausgang schnell verschwinden, ist es nötig, die Schmarotzer mit Medikamenten auch aus der Mund- höhle und vor allem dem Darm zu vertreiben. Denn nicht selten ist ein Befall des Afters ein Zeichen für eine Pilzbesiedclung des Darms.

Fußpilz – eine der häufigsten Hauterkrankungen

Einen speziellen Fußpilz gibt es eigentlich gar nicht – keiner der Pilze ist auf die Laufwerkzeuge spezialisiert, so ziemlich alle Hautpilze können dort wachsen. Auch hier gilt wieder: Pilze mögen es warm und feucht. Deshalb ist der oft verschwitzte Fuß ein idealer Standort für sie. Gleiches gilt bei manchen Menschen aber auch für die Zwischenräume zwischen den Fingern. Auch hier können sich die Schmarotzer festsetzen und ähnliche Symptome wie am Fuß hervorrufen.

Den Fußpilz gibt es eigentlich nicht: Praktisch jeder Pilz kann sich am Fuß niederlassen. Und alle lieben sie die feuchte Wärme, die sie dort oft vorfinden.

Viele Erreger, unterschiedliche Symptome

Die häufigsten Erreger einer Mykose am Fuß sind Dermatophyten. Aber auch Hefen und sogar Schimmelpilze können sich dort festsetzen. Meist sitzen sie in der Falte zwischen zwei Zehen, wo die Feuchtigkeit schlecht verdunstet und die Haut besonders oft aufgeweicht ist. Dies erleichtert den Keimen das Anwachsen. Ein wenig Schuppenbildung, leichte Aufweichungen und Weißfärbung der Haut können die einzigen, leicht zu ignorierenden Symptome sein. Andere Patienten werden dagegen von tiefen, schmerzhaft juckenden Hautrissen geplagt. Im Extremfall kann die obere Hautschicht so zerstört sein, daß das darunterliegende Gewebe freiliegt.

Seltener sind Bläschen, diese finden sich dann meist eher an den Fußkanten oder unter den Füßen. Diese Form tritt eher akut auf, beispielsweise bei warmem Wetter oder nach langen Fußmärschen – Truppenärzte können ein Lied davon singen.

Die Fußpilzerreger können überall lauern

Am Fuß sitzen die Pilze am häufigsten zwischen der dritten und der vierten Zehe – hier ist die Belüftung am schlechtesten. Sie können aber prinzipiell ebenso jede andere Hautstelle befallen. Wo sie herkommen, ist umstritten: Fest steht, daß pilzhaltige Schuppen, die auf dem Boden liegenbleiben, die Krankheit übertragen können. Viele Experten halten Schwimmbäder und Saunen für wahre Brutstätten der Pilze, andere halten sie für eher ungefährlich und die dortigen Fußdesinfektionsanlagen für überflüssig und nutzlos. Ihrer Meinung nach ist das gute Abtrocknen nach dem Bad viel wichtiger, um den Schmarotzern keine Chance zu geben. Auch Teppiche in Hotelzimmern können die Pilze beherbergen und auf den nächsten Barfußläufer übertragen.

Die engen Zwischenräume zwischen den Fingern und besonders den Zehen bieten Pilzen oft ideale Bedingungen.

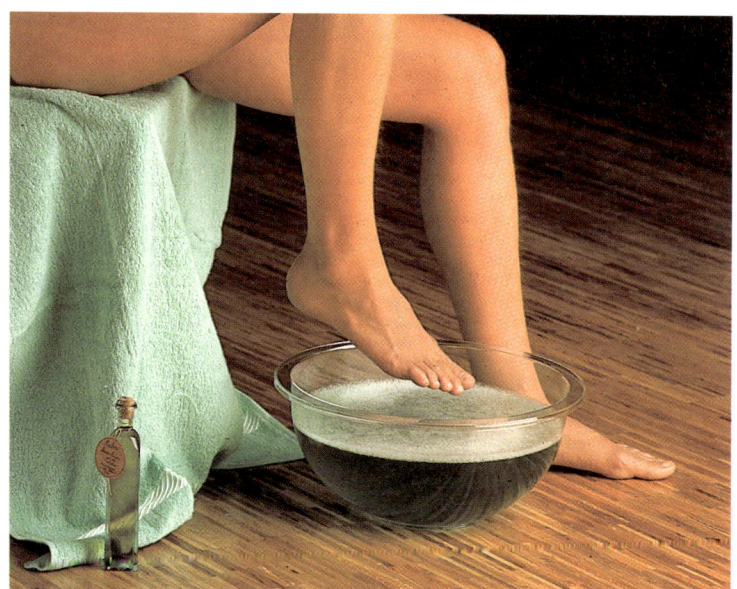

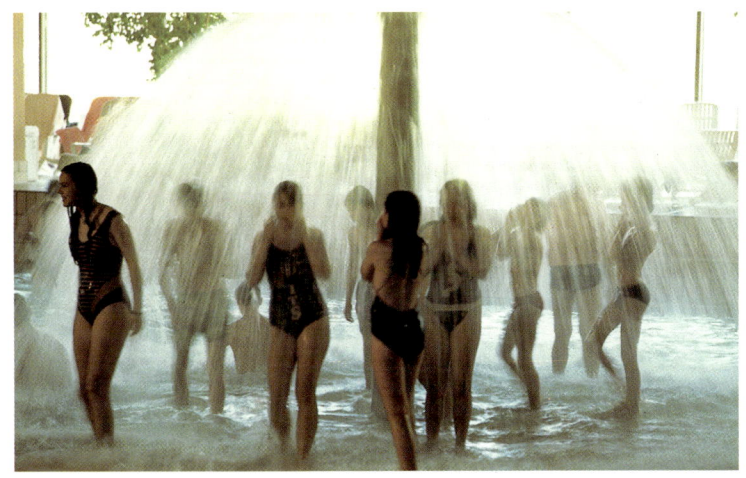

Die Meinung, daß man sich in Schwimmbädern und Saunen leicht Fußpilze holt, ist mittlerweile umstritten.

Behandlung mit Puder, Salben und Tinkturen

Innerhalb von Familien sind gemeinsam benutzte Strümpfe, Hausschuhe oder Handtücher oft schuld, wenn der Fußpilz von einem zum anderen wandert – die Ansteckung innerhalb einer Familie ist mit am häufigsten. Auch können Pilze lange in nicht getragenen Kleidungsstücken überdauern und dann dem Besitzer – vielleicht sogar nach erfolgreicher Behandlung – eine unliebsame Überraschung bescheren.

Besonders wichtig ist es, die Behandlung so lange fortzuführen, wie es der Arzt angeraten hat: oft drei Wochen und länger. Denn die Mikroben wachsen in Talg- und Schweiß-

Fußpilze wirksam behandeln

Gegen Fußpilze gibt es eine Vielzahl von wirksamen Präparaten.
Am häufigsten werden Puder, Salben und Tinkturen mit Wirkstoffen eingesetzt, die der sogenannten Imidazolgruppe entstammen.
Vor dem Auftragen der Medikamente sollten die Füße mit Wasser und Seife gewaschen werden.

drüsen ein, wo die Medikamente in geringerer Konzentration ankommen als direkt an der Hautoberfläche. Hier können sie überleben, obwohl die oberste Hautschicht schon wieder normal aussieht. Denkt der Betroffene, der Pilz sei verscheucht, und hört mit der Behandlung auf, so können die Pilze wieder wachsen – alle Mühe war umsonst.

Überprüfen Sie Ihre Gewohnheiten!

Wer nicht nur Fußpilze, sondern auch Nagelpilze oder andere Pilzinfektionen hat, sollte diese auch mitbehandeln lassen. Oft »unterstützen« sich diese Krankheiten durch wechselseitige Infektion.

Fußpilzerreger sind wahre Überlebenskünstler. Sie können sich auch in lange nicht getragenen Socken oder Schuhen finden.

——— Bei Fußpilz – alte Gewohnheiten ändern ———

- Verzichten Sie darauf, den ganzen Tag in Turnschuhen, Tretern mit Kreppsohle oder Leder- und Gummistiefeln herumzulaufen. Vor allem in der warmen Jahreszeit fördern die im Innenschuh entstehende Wärme und Feuchtigkeit das Pilzwachstum immens.
- Wer an den Füßen übermäßig schwitzt, sollte sie zumindest nach jedem Waschen gründlich abtrocknen und dabei besonders auf die Zehenzwischenräume achten.
- Auch wenn sich die Experten nicht ganz einig sind: Es kann auch nicht schaden, Saunen und Schwimmbäder nur mit Badeschuhen zu betreten.
- Tragen Sie nur saugfähige Baumwollstrümpfe, und wechseln Sie sie täglich.
- Schuhe sollten in regelmäßigen Abständen desinfiziert werden – entsprechende Sprays gibt es in der Apotheke.
- Menschen mit Durchblutungsstörungen in den Beinen verbessern die Heilungschancen mit regelmäßigem Gefäßtraining. Das kann beispielsweise ein heißes Fußbad sein, auf das ein kurzes Abschrecken mit kaltem Wasser folgt.

Nagelpilze – über zwei Millionen Bundesbürger leiden darunter

Wenn sie an den Fußnägeln sitzen, kann man sie leicht ignorieren, an den Fingern schon weniger: Pilzbefallene Nägel sehen meist sehr unansehnlich aus. Nur selten trifft es allerdings gesunde Nägel: Meist ist eine Vorschädigung nötig, um den Pilzen den Weg in den Nagel zu ebnen. Im Experiment haben Mykologen versucht, gesunde Nägel mit Pilzen zu infizieren – die Infektionen heilten stets von allein wieder ab, ohne sich festzusetzen.

Gesunde Nägel sind kaum gefährdet

Durchblutungsstörungen, Verletzungen oder Stoffwechselstörungen wie die Zuckerkrankheit sind mit die häufigsten Wegbereiter einer Nagelmykose. Schon eine falsche Maniküre kann den Nagel so schädigen, daß er für eine Pilzinfektion empfänglich wird. Auch häufiges Arbeiten mit Gummihandschuhen ist ein Risikofaktor, ebenso zu enges Schuhwerk, das auf die Nägel drückt. Wenn die Schuhe gleichzeitig noch äußerst luftdicht sind, wie Gummistiefel oder manche Sporttreter, steigen die Chancen der Pilze weiter.

Meist sind es Dermatophyten und Hefepilze, die sich in den Nägeln breitmachen, selten Schimmelpilze. Diese setzen sich meist auf eine bereits bestehende Infektion mit anderen

Gesunde Fuß- und Zehennägel sind kaum anfällig für Pilzinfektionen. Wenn die Nägel allerdings vorgeschädigt sind, können sich hartnäckig Pilze festsetzen.

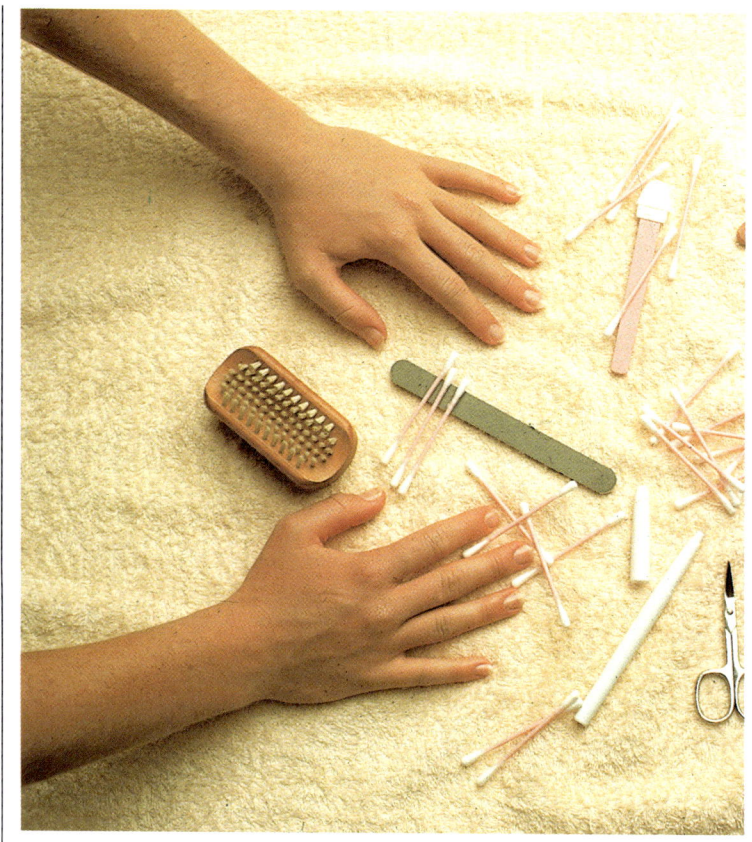

Bei gesunden Nägeln
haben Nagelpilze kaum
eine Chance.
Aber schon eine unsachgemäße
Maniküre kann den
Erregern den Weg ebnen!

Pilzen. Die Pilze können fast von überall her kommen – Barfußgehen in der freien Natur reicht aus, um sich Dermatophyten einzufangen. Hefen befallen dagegen eher Diabetiker – aber auch durch Nägelkauen können sie in den Nagel gelangen, wenn die Mundhöhle mit Hefen infiziert ist.

Über zwei Millionen Bundesbürger leiden an einer Nagelpilzinfektion, schätzen Experten. Die betroffenen Nägel tun nur selten weh – solange man sie verstecken kann, sparen sich viele den Weg zum Arzt. So bequem das sein mag, es verlängert die Behandlung. Je weiter der Pilz vordringt, desto hartnäckiger kann er sich festsetzen.

Auch wenn's nicht weh tut –
Nagelpilze unbedingt behandeln!

Außerdem steigt die Gefahr, daß sich zusätzlich Bakterien auf den geschädigten Nagel setzen und heftige Entzündungen hervorrufen. Deshalb sollte ein Nagelpilz so früh wie möglich behandelt werden – die Behandlung dauert sowieso oft Monate. Aber sie lohnt sich immer: Die meisten Menschen fühlen sich mit gesunden Nägeln freier und wohler – die Angst vor dem Entblößen der Nägel entfällt.

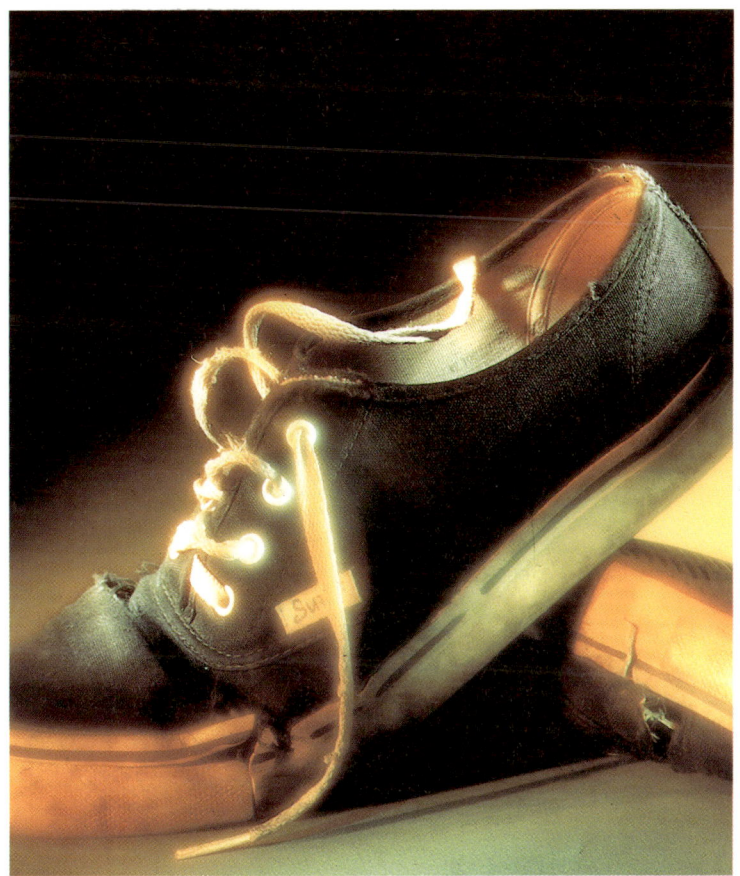

Durchblutungs- und Stoffwechselstörungen können den Nagelpilz begünstigen, aber auch der schweißstauende Aufenthalt in Gummistiefeln oder Turnschuhen.

So erkennen Sie den Nagelpilz

- Meist arbeiten die Pilze sich vom Nagelrand vor.
- Zuerst fällt nur eine vermehrte Hornproduktion an der befallenen Stelle auf.
- Später entstehen weißlich-gelbe oder graubräunliche Flecken.
- Wenn schließlich der ganze Nagel befallen ist, wird er dick und bröckelig, er kann sich vom Nagelbett abheben.

Je nachdem, welcher Pilz die Infektion hervorgerufen hat und was ihm den Weg bahnt, kann dieser Ablauf sehr unterschiedlich sein.

Erst Bestimmung, dann Behandlung

Die lokale Behandlung an den befallenen Nägeln muß bei widerstandsfähigeren Pilzarten durch die Einnahme von Tabletten unterstützt werden.

Pilzkundige Therapeuten nehmen zuerst einmal eine Probe, um den Pilz zu bestimmen. Dies ist besonders wichtig, um das richtige Medikament auswählen zu können. Dabei bemühen sie sich, möglichst lebendes Material vom Nagel zu gewinnen, da hier die Chance am größten ist, die Schmarotzer zu stellen.

Danach wird, soweit möglich, das kranke, abgestorbene Nagelgewebe entfernt, damit ein lokal aufgetragener Wirkstoff besser eindringen kann.

Pillen nur bei hartnäckigen Pilzarten

Die Behandlung richtet sich nach dem Erreger und dem Patienten. Einige Pilze lassen sich lokal gut bekämpfen, bei anderen ist es zusätzlich erforderlich, pilztötende Medikamente wie Griseofulvin, Itraconazol oder Terbinafin zu schlucken – diese bekämpfen die Infektion von innen heraus. Griseofulvin wirkt nur gegen Dermatophyten, während Itraconazol auch Hefen und Schimmelpilzen den Garaus macht.

Lokale Behandlung ist mehr als nur Kosmetik

Am Nagel selbst muß immer eine lokale Behandlung erfolgen. Dafür gibt es eine Reihe von Möglichkeiten – welche für Sie die beste ist, muß Ihr Therapeut individuell entscheiden. In allen Fällen muß das befallene Nagelmaterial entfernt werden:

- Der Nagel wird beschnitten oder befeilt.
- U.U. kann es nötig sein, einen Nagel zu ziehen.
- In anderen Fällen läßt sich der pilzerfressene Nagel chemisch auflösen, das wird z.B. mit harnstoffhaltigen Salben erreicht.
- Außerdem stehen Tinkturen oder Nagellacke mit pilztötenden Wirkstoffen zur Verfügung.

Viele Erkrankte sparen sich den Weg zum Arzt, weil sie den Nagelpilz eher für ein kosmetisches Problem halten. Dabei kann er durchaus schmerzhafte Formen annehmen.

Bei der Behandlung ist Geduld gefordert

Für Nagelpilzerkrankungen gilt: Der Betroffene muß hartnäckiger sein als der Pilz. Die Pilze krallen sich geduldig im Nagel fest, und genauso geduldig muß die Behandlung erfolgen – sie kann im Extremfall fast ein Jahr dauern. Meist reichen aber einige Monate aus. Besonders wichtig ist in dieser Zeit eine sorgfältige Nagelpflege mit regelmäßigem Feilen der Nägel.

Die Ursachen beseitigen

Außerdem müssen auslösende Ursachen soweit wie möglich beseitigt werden – wer weiter in zu engen Schuhen schwitzt, erleichtert den Schmarotzern das Verweilen. Sandalen und luftige Baumwollsocken sorgen hingegen für ein Klima, das Pilzen nicht behagt. Darüber hinaus sollte niemand die Maniküreschere und Feile benutzen, mit der ein anderer gerade seine pilzbefallenen Nägel traktiert.

Symptome fernab vom Geschehen – Mykide

Mykide sind wohl die trickreichste und verwirrendste Art, in der sich Pilze bemerkbar machen können. Sie verursachen pilztypische Hautbeschwerden; nimmt jedoch ein Arzt eine Probe von der befallenen Stelle, wird er keinen Pilz finden. Ein Mykid ist eine Reaktion des Körpers auf einen Pilz, der sich an ganz anderer Stelle im oder am Körper festgesetzt hat. Typisch für ein Mykid sind beispielsweise kleine rote Flecken, juckende Bläschen, nässende oder schuppende Hautstellen oder schmerzhafte Hautrisse. Wer unter einer

Mykide versetzen auch den pilzkundigen Arzt bisweilen noch in Erstaunen. Oft ist es nicht leicht, den Erreger ausfindig zu machen.

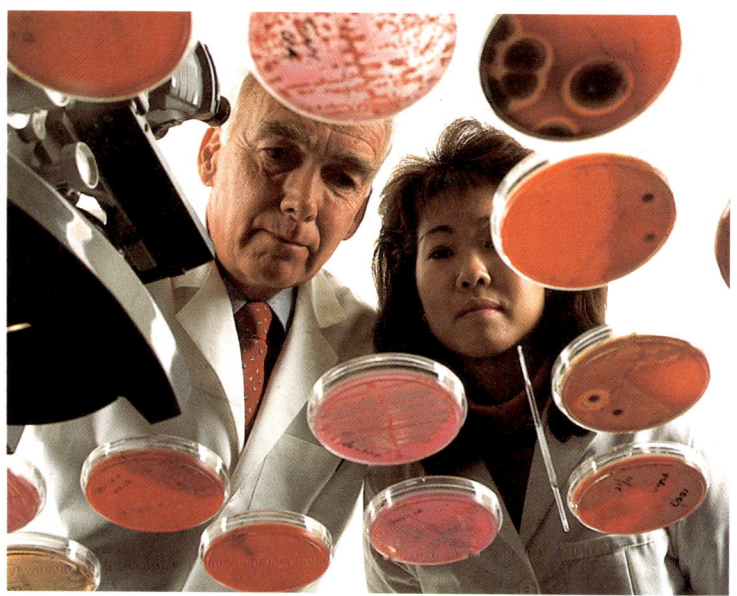

feinen Schuppung der Augenbrauen leidet, könnte an einer Hefepilzinfektion leiden. Eine solche Erscheinung heißt dann nach dem Erreger Candidid.

Symptome	Erreger	Auslöser
• Rote Flecken • Schuppende Hautstellen • Bläschen • Hautrisse	Pilzinfektionen an anderen Körperstellen	Vermutlich allergische Reaktionen auf Stoffwechsel- produkte

Geheimnisvolle Mykide

Die Erreger sind nicht leicht zu finden

Den pilzkundigen Therapeuten bringt ein Mykid dazu, nach einer Pilzinfektion zu suchen und diese zu behandeln. Die sichtbaren Symptome – etwa allergische Erscheinungen – sind eine Reaktion des erkrankten Körpers auf die Stoffwechselprodukte von Pilzen und finden sich oft fernab vom eigentlichen Krankheitsherd.

Wie ein solches Mykid genau entsteht, ist bislang nicht bis ins letzte aufgeklärt.

Nur die Bekämpfung der auslösenden Infektion bringt Hilfe

Der auslösende Pilz gibt dem Mykid seinen individuellen Namen: Ist es *Candida albicans*, so heißt das Mykid Candidid, bei Dermatophyten Dermatophytid u.s.w. Ähnliche allergische, nichtinfektiöse Reaktionen gibt es beispielsweise auch bei der Tuberkulose.

Die Hautreaktionen verschwinden automatisch, wenn die zugrundeliegende Infektion erfolgreich behandelt wurde.

Wenn auf der Haut typische Symptome eines Pilzbefalls auftreten, ohne daß dort ein Pilz nachweisbar ist, könnte ein Mykid vorliegen.

Pilzinfektionen bei Säuglingen – die Kleinsten haben es besonders schwer

Das Immunsystem des Menschen bildet sich erst Monate nach der Geburt voll aus. Babys sind deshalb für Pilzinfektionen besonders anfällig.

Viele neue Erdenbürger erwischt es schon, kurz bevor sie das Licht der Welt erblicken: Während der Geburt stecken sie sich im Geburtskanal mit Pilzen aus der Scheide an. Immerhin hat jede dritte Frau kurz vor der Geburt Hefepilze in der Scheide. Andere Kinder fangen sich die Keime wenig später auf der Säuglingsstation ein oder erhalten sie mit einem von den Eltern sorgfältig abgeleckten Teelöffel: Die Infektionsquellen sind überall. Nur haben es die Kleinsten besonders schwer: Das noch nicht ausgebildete Immunsystem der Kinder kann sich in den ersten drei Monaten viel schlechter gegen die allgegenwärtigen Schmarotzer wehren als das der Erwachsenen.

Meist sind es Hefepilze, die den Start ins Leben erschweren – und auch bei Kindern gilt leider, daß die Infektionen immer wieder nicht erkannt und falsch behandelt werden.

Was im Mund beginnt, kann als Blähungskolik enden

Ein Mundsoor (siehe Seite 56ff.) entsteht, wenn Hefepilze den Mund des Säuglings befallen haben.

Aus einer solchen Krankheit kann sich schnell auch ein Darmsoor entwickeln, der den Kleinen zusätzlich Schwierig-

keiten macht: Durchfälle oder auch schmerzhafte Blähungs-
koliken können die Folge sein, wenn die Pilze aus dem
Mund in den Darm gelangen. Deshalb ist es wichtig, den
Soor so schnell wie möglich zu behandeln.

Bei Befall des Mundes sollte man auch stets den Darm mitbehandeln. Die zur Verfügung stehenden Anti-Pilz-Mittel
schaden den Säuglingen nicht. Wenn sie vorschriftsmäßig
angewandt werden, gelangen sie nicht in den Körper. Be-
währt hat sich die Behandlung des Mundbefalls mit Cremes,
die lange an der Schleimhaut haften. Tropfen töten die Pilze
in Speiseröhre, Magen und Darm ab.

TIP:
Da die Erreger von
Mundsoor gern über die
Speiseröhre in den
Darmtrakt wandern, sollte
man immer auch den Darm
mitbehandeln.

So erkennen Sie Mundsoor bei Ihrem Kind

- Zuerst sieht man rote Flecken auf einer geschwollenen Mundschleimhaut oder der Zunge.
- Später erscheinen viele kleine weiße Auflagerungen, die größer werden und zusammenfließen können.
- Gelegentlich entstehen sogar Auflagerungen, die wie eine eigene kleine Haut aussehen.
- Löst man die weißlichen Beläge vorsichtig ab, so können darunter kleine Blutungen entstehen.

Ein pilzkundiger Arzt stellt diese Diagnose zwar schon mit
dem Auge – trotzdem entnimmt er sicherheitshalber eine
kleine Probe, um die Pilze genau zu identifizieren.

Arzneien reichen nicht aus

Medikamente allein reichen aber nicht aus: Die Kleinen sollten während der Behandlung keinerlei Zucker erhalten –
einzige Ausnahme ist der Milchzucker, die Laktose. *Candida
albicans* kann Milchzucker nicht verwerten, alle anderen
Zucker fördern ihr Wachstum massiv. Wird ein Kind gestillt,
hat die Natur schon vorgesorgt: Die Muttermilch bekommt

TIP:
Vorsicht bei Babynahrung! Wenn Ihr Kind an Soor erkrankt ist, darf es außer Milchzucker keine anderen Zuckersorten erhalten. Prüfen Sie deshalb genau die Inhaltsstoffe der Babykost!

durch Laktose ihren süßen Geschmack. Ist ein Kind dagegen auf Ersatznahrung angewiesen, ist gesundes Mißtrauen geboten.

Viele Hersteller süßen die Babynahrung immer noch mit normalem Zucker. Auf dem Etikett muß der Zucker angegeben sein, mit dem die Kost gesüßt ist. Aber Vorsicht: Einige Hersteller werben auf der Packung mit »kristallzuckerfrei«, im Produkt finden sich dann aber andere Zuckerarten wie etwa Maltose oder Fruktose, die den Pilzen ebenso gut schmecken. Es empfiehlt sich übrigens, auch gesunden Kindern mit Milchzucker gesüßte Kost zu geben – Milchzucker unterstützt den Aufbau einer natürlichen Bakterienflora im Darm, die nicht nur vor Pilzinfektionen schützt.

Ein wunder Po – nicht immer ein Zeichen schlechter Pflege

Manche Kinder haben einen echten Grund, nächtelang ununterbrochen zu schreien: Ihre Haut ist am Po und auf dem Gesäß knallrot, brennt und schmerzt. Nicht selten dehnen sich die entzündeten Hautstellen auch auf Beine, Bauch oder Rücken aus.

Candida albicans ist meist der Übeltäter und hat beim Nachwuchs leichtes Spiel: Die dünne Hautschicht des Säuglings ist nur eine schwache Barriere gegen die Pilze, zudem wird sie durch die Feuchtigkeit unter den Windeln ständig aufgeweicht. Damit finden die Pilze unter den Windeln genau das vor, was sie gern haben: eine geschädigte Haut in einem warmen, feuchten Klima.

Zarte Haut und unter der Windel ein feuchtes, warmes Milieu: Das Gesäß von Kleinkindern ist ein idealer Tummelplatz für Pilze.

Wenn Pilze mobil machen

Meist haben solche Kinder gleichzeitig einen Mundsoor. Sie schlucken ständig Pilzzellen, die sich im Mund lösen. Diese wandern dann durch den Darm, gelangen unten wieder ans

Licht und setzen sich fest. Hier bilden sich kleine rote Bläschen, die immer größer werden und schließlich zu einer einzigen geröteten Fläche zusammenfließen. Diese Fläche juckt, näßt und schuppt.

Pilze im Blut

Gelegentlich kann es aber auch sein, daß die Pilze sich schon im Darm festgesetzt haben. Von dort können sie in die Blutbahn eindringen und in der strapazierten Haut wieder zum Vorschein kommen. Dies ist meist der Fall, wenn trotz einer Behandlung mit einer pilztötenden Creme immer wieder neue Herde entstehen. Die Behandlung fordert auch die Eltern. Zusätzlich zur Therapie mit pilztötenden Salben oder Pasten sowie mit Medikamenten, die Mund und Darm sanieren, sollten Sie folgendes beachten:

Wenn Ihr Baby Pilze am Darmausgang hat, ist Ihre elterliche Geduld gefordert. Sorgen Sie durch häufiges und sorgfältiges Wickeln wenigstens zeitweise für einen trockenen Po und für etwas Frischluft.

Pilze am Po – was tun?

- Wechseln Sie die Windeln lieber einmal zu oft als einmal zuwenig.

- Verwenden Sie zum Waschen nur lauwarmes Wasser ohne Seife.

- Trocknen Sie den Po des Säuglings möglichst mit trockenen Baumwolltüchern ab, die nur einmal benutzt werden und dann in die Kochwäsche wandern.

- Auch mit einem Fön können Sie die Haut nach dem Waschen vorsichtig trocknen.

- Lassen Sie das Kind 10 bis 15 Minuten ohne Windeln an der Luft strampeln, um der Haut Gelegenheit zu geben, sich zu erholen.

- Schnuller, Sauger und Flaschen müssen sorgfältig gereinigt und ausgekocht werden.

83

Wenn Ihr Kind einen permanent entzündeten Po hat, kann eine Pilzinfektion der Grund sein. Oft wandern Keime von einem Mundsoor durch den Darm direkt auf die empfindliche Gesäßfläche.

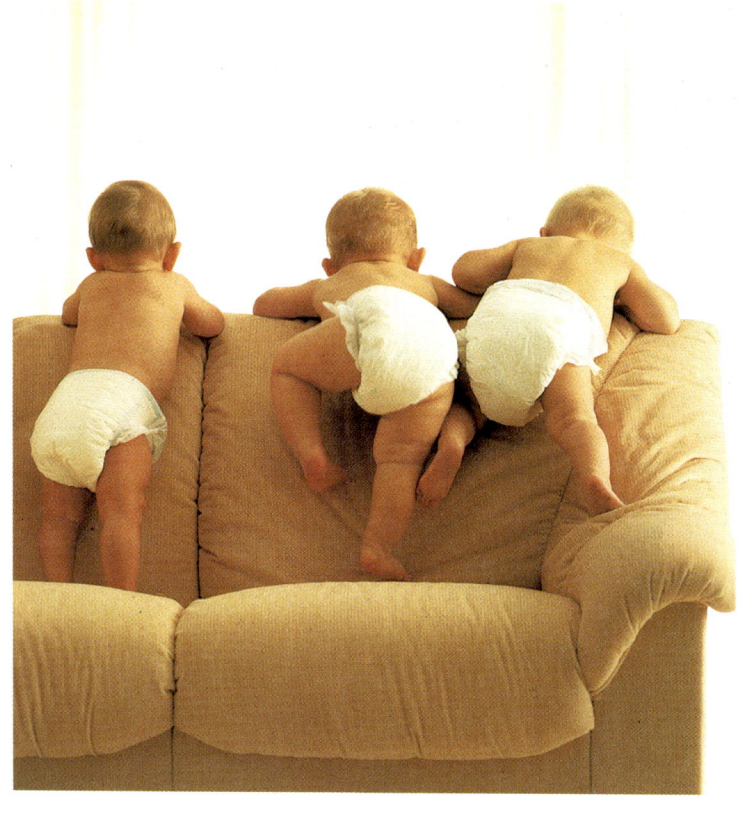

TIP:
Sie können Ihr Baby vor Pilzinfektionen schützen, wenn Sie vor der Geburt bei sich einen Pilztest machen lassen. Eine eventuelle Erkrankung kann man mit schonenden Mitteln behandeln, von denen der Embryo nichts abkriegt.

Um Pilzerkrankungen bei Säuglingen von vornherein zu verhindern, fordern Mykologen schon lange, bei jeder Schwangeren kurz vor der Geburt einen Abstrich zu machen und, wenn krank machende Hefepilze nachgewiesen werden, diese auch konsequent zu behandeln.

Das geht mit schonenden Medikamenten, die nur in der Scheide wirken und den Embryo nicht schädigen können, weil sie gar nicht erst in den Körper aufgenommen werden.

Leider hat sich das noch nicht überall durchgesetzt – wenn Sie kurz vor der Entbindung stehen sollten, bestehen Sie bei Ihrem Gynäkologen auf einer entsprechenden Untersuchung. Ihr Kind wird es Ihnen danken.

Der Pilznachweis

So unheimlich es klingen mag, daß unsichtbare Pilze in unserem Körper hausen: Dem Auge eines geübten Laborspezialisten bleiben die Winzlinge nicht verborgen. Für die Spurensuche haben Mediziner unterschiedliche Methoden entwickelt.

Ein Leuchten verrät die Mikrobe

Wenn Ihr Arzt Sie in einen verdunkelten Raum bittet, braucht es Ihnen nicht unheimlich zu werden. Wahrscheinlich will er mit einer Speziallampe den befallenen Hautpartien das Geheimnis entlocken, welcher Schmarotzer Sie verunstaltet. Dazu beleuchtet er sie mit einer speziellen Quecksilberdampflampe.
Diese Untersuchung heißt Wood-Licht-Untersuchung. Sie macht sich zunutze, daß viele Pilze bei solcher Beleuchtung unterschiedlich aufleuchten – manche allerdings auch gar nicht. Der Erreger des Favus beispielsweise verrät sich durch giftgrünes Leuchten, während bläulichgrünes Licht auf eine Mikrosporie hinweist.

Die Pilzzucht im Labor

Pilze vermehren sich unter günstigen Umständen rasant. Das ist einerseits problematisch, wenn sie im Körper wachsen. Andererseits machen sich Spezialisten diese Eigenschaft zunutze. Hat ein Mediziner den Verdacht, daß Pilze eine Körperstelle oder ein Organ befallen haben, braucht er beispielsweise nur eine kleine Menge Haut, Haar oder Stuhl, um daraus im Speziallabor innerhalb kürzester Zeit viele Pilze anzuzüchten.

Pilze sind zwar zu klein, um mit bloßem Auge erkennbar zu sein, sie haben jedoch einige verräterische Eigenschaften, die sie unter spezieller Beleuchtung oder dem Mikroskop enttarnen.

Durch ihre rapide Vermehrung sind Pilze leicht zu identifizieren. Wird eine Probe in günstiger Umgebung ausgesetzt, hat man bald eine große und leicht zu untersuchende Kultur.

Dazu gibt er die Proben auf einen speziellen Nährboden, der Pilzen optimale Wachstumsbedingungen bietet. Sprießen sie dann reichlich, kann er sie nachweisen und genau bestimmen. Die meisten Therapeuten verschicken die Proben an Spezialisten.

Die Stuhlprobe

TIP:
Bei der Abgabe einer
Stuhlprobe sollte Ihnen
nichts peinlich sein.
Was für Sie möglicherweise
etwas Intimes hat,
ist für den Arzt ein rein
wissenschaftlich
interessanter Vorgang.

Hier sind Sie selbst gefordert. Manchen Menschen ist dieses Thema sehr unangenehm. Es ist jedoch wichtig, daß Sie die Probe gewissenhaft durchführen. Machen Sie sich klar, daß der Gang zur Toilette ein ganz natürlicher Vorgang ist, daß monatlich Tausende von Stuhlproben verschickt werden und daß Ihr Arzt diesen Test unter rein medizinischen Aspekten betrachtet. Es ist eine Untersuchung, nicht mehr.

Pilze im Stuhl

Sind genügend krank machende Pilze im Darm, reißen immer wieder einmal einige ihrer langen Fäden ab und geraten in den Stuhl, wo sie sich nachweisen lassen. In dem Stuhlröhrchen steckt ein kleiner Plastiklöffel, mit dem Sie aus dem Stuhl die Proben entnehmen können. Weil Pilze im Stuhl nie gleichmäßig verteilt sind, sondern immer in regelrechten »Nestern« auftreten, sollten Sie einige Tips beherzigen:

Mit dem Entnahmelöffel sollten Sie vor der Probenentnahme im Stuhl ca. 25mal »herumstochern« oder den Stuhl durchrühren. Dann entnehmen Sie an mindestens acht verschiedenen Stellen jeweils eine erbsengroße Probe. Füllen Sie das Stuhlröhrchen auf keinen Fall zu mehr als zwei Dritteln. Beim Versand könnten eventuell vorhandene Pilze anfangen, Gase zu produzieren, und das Röhrchen platzen lassen.

Sauerkraut oder Essig lockt Darmpilze aus dem Versteck

Möglicherweise ergibt die Stuhlprobe trotz aller Mühen ein negatives Ergebnis. Das ist dann möglich, wenn man zufällig keines der »Pilznester« bei der Probenentnahme erwischt hat. Wiederholen Sie die Proben, wenn Sie trotzdem den Verdacht haben, an Pilzen zu leiden. Einige Laborspezialisten geben dann folgenden Tip: Trinken Sie am späten Abend vor der Stuhlprobe drei Eßlöffel mit Wasser verdünnten Obstessig, oder essen Sie am Abend zuvor eine tüchtige Portion Sauerkraut. Oft zeigen sich dann doch Pilze in der Probe.

Wissenschaftler vermuten, daß einige Stoffe im Essig die chemische Verbindung lockern, mit der sich die Pilze an der Darmwand festhalten. So tauchen auf einmal mehr davon im Stuhl auf. Die folgende Vorsichtsmaßnahme macht die Untersuchung sicherer: Essen Sie einige Tage vor dem Test keinen Schimmelkäse, und trinken Sie keinen Kefir mehr. Diese Lebensmittel sind mit Pilzen hergestellt, die in der Stuhlprobe wieder erscheinen. Kefir beispielsweise wird mit einer Hefeart hergestellt, die unter dem Mikroskop der krank machenden Hefe *Candida albicans* ähnelt.

Die Urinprobe

Pilze sitzen außer im Darm gern in der Blase oder den Harnwegen. Dann verraten sie sich in der Urinprobe. Auch hier gilt es, einige Dinge zu beachten. Das Gefäß, das Ihnen Ihr Arzt gibt, muß steril sein. Ein einfacher Becher, der schon offen auf der Toilette oder in der Durchreiche steht, reicht nicht. Sprechen Sie notfalls den Arzt darauf an.

Geben Sie nicht gleich den ersten Urin in den Becher. Besser ist es, Sie lassen erst ein wenig Urin in die Toilette ab und fangen den nachfolgenden Mittelstrahlurin auf, wie ihn

Auch wenn sich der Pilz im Darm gut versteckt hat: Essig oder Sauerkraut bringt ihn auf natürlichem Weg ans Licht.

TIP:
Achten Sie darauf, daß eine Urinprobe nicht durch Scheidensekret oder ein nicht steriles Probengefäß verfälscht wird!

die Mediziner nennen. Bei Frauen ist es besonders wichtig, daß am Harnausgang kein Scheidensekret vorhanden ist. Denn wenn dieses Sekret Pilze enthält, ergibt der Urintest ein falsches Ergebnis. Es ist also wichtig, den Harnausgang vorher zu desinfizieren, Waschen allein ist ungeeignet.

In manchen Fällen ist es erforderlich, eine Urinprobe durch eine Blasenpunktion oder mit einem Katheter zu gewinnen. Diese Proben nimmt dann natürlich der Arzt.

Proben aus den Atemwegen

Beim Verdacht auf Pilze in den Atemwegen weist der Arzt die Schmarotzer im sogenannten Bronchialsekret nach. Das ist die Flüssigkeit, die die Bronchien absondern. Dieses Sekret entnimmt der Arzt am besten mit einem Spezialgerät, dem Bronchoskop. Mit diesem Gerät gelangt er bis in die Atemwege und saugt die Flüssigkeit dort ab.

Nicht jeder Arzt bedient sich dieser Technik. Vielleicht bittet Ihr Therapeut Sie auch nur, ein wenig Flüssigkeit aus den Atemwegen hochzuhusten. Das hat den Nachteil, daß dann die Flüssigkeit in Kontakt mit dem hinteren Rachenraum kommt.

Dort wachsen gerne Pilze, die das Testergebnis verfälschen. Um dem vorzubeugen, müssen Sie vor dem Abhusten den Mund unbedingt mit einer Desinfektionslösung ausspülen, die gegen Pilze wirkt. Versuchen Sie nach Möglichkeit, daß der Schleim beim Abhusten nicht die Zunge oder die Lippen berührt.

Selbst das Abhusten von Bronchialsekret will gelernt sein. Es sollte nicht mit der Rachenflüssigkeit in Kontakt kommen. Dort könnten andere Pilze siedeln, die das Testergebnis verfälschen.

Proben aus dem Mund

Pilze im Mund sind oft schon mit bloßem Auge zu erkennen. Gerade bei pilzinfizierten Säuglingen bedeckt dann ein weißer Rasen Zunge, Gaumen und Zahnfleisch.

Besteht der Verdacht auf eine Pilzinfektion im Mund, muß der Arzt mit einem festen, sterilen Gegenstand (etwa einem harten Wattestäbchen oder einem Holzspatel) einen Abstrich von den verdächtigen Stellen nehmen und dabei kräftig kratzen.

Hautproben

An juckenden, nässenden und roten Hautstellen sind oft Pilze schuld. Für einen zuverlässigen Test ist die Entnahmetechnik besonders wichtig. Bei einer korrekten Entnahme reinigt der Arzt zunächst den Rand der pilzverdächtigen Stelle mit 70prozentigem Alkohol. Dann muß er alle

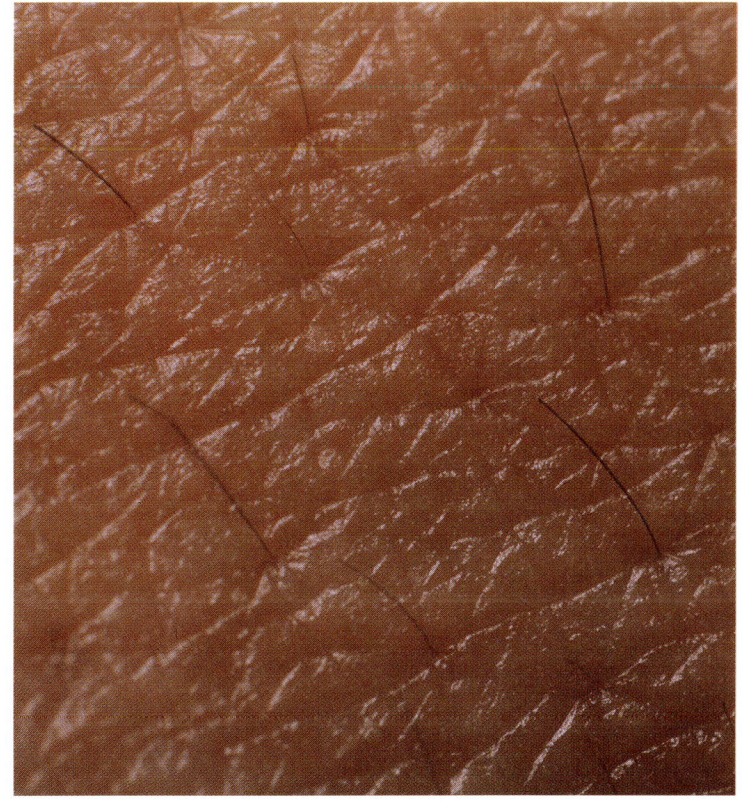

Um Hautpilzproben zu untersuchen, greift der Arzt auf gesund aussehende Partien in der Nähe der juckenden, nässenden Herde zurück. Dort sitzen häufig die meisten Erreger, während sie sich von den schmerzenden, »abgegrasten« Stellen bereits zurückgezogen haben.

89

groben Auflagerungen, Krusten und Schuppen entfernen. Schließlich kratzt er in Richtung auf das gesund aussehende Hautgewebe etwa 30 bis 50 Schüppchen ab und fängt sie in einem sterilen Gefäß auf.

Es hat keinen Sinn, bereits krank aussehendes Gewebe einzusenden, weil darin aller Wahrscheinlichkeit nach keine vermehrungsfähigen Pilze mehr sitzen. Der Test würde also negativ ausfallen. Diese Gefahr besteht ebenfalls, wenn jemand nur mit einem Wattestäbchen eine Probe nehmen will.

Die meisten Pilze sitzen auf dem noch gesund aussehenden Gewebe, das noch nicht vollständig »abgegrast« ist.

Nagelproben

Ebenso wie beim Hauttest muß Ihr Arzt von pilzverdächtigen Finger- oder Fußnägeln Proben einschicken, die er aus dem gesund aussehenden Nagelbereich entnimmt. Dazu muß er zunächst den krank aussehenden Nagel weitgehend abschaben, abkratzen oder abfräsen. Wenn Sie sehr harte Nägel haben und befürchten, daß die Prozedur schmerzhaft werden könnte, kann Ihr Arzt Ihnen einige Tage zuvor einen Verband mit Harnstoffsalbe um den Finger oder Zeh wickeln. Diese Substanz erweicht das hornige Material.

Haarproben

Pilze wachsen gerne in behaarten Körperregionen, etwa auf dem Kopf oder im Bart. Sie wachsen dort von der Haut aus in Richtung Haarwurzel, bei starkem Pilzbefall brechen die Haare ab. Wichtig ist es, für die Probenentnahme die Haarstümpfe zu erwischen, aus denen sich dann vielleicht Pilze kultivieren lassen. Der Arzt hat für die teilweise winzigen Haarstümpfe spezielle Instrumente, wie etwa eine besonders feine Pinzette. Mit ihr muß er möglichst viele Haarstümpfe herausziehen, zuvor noch unbedingt die pilzverdächtige Hautregion mit Alkohol reinigen, um ein falsches Testergebnis zu vermeiden.

Die Pilzbehandlung

Pilze haben eine ganze Reihe von Tricks, um im Körper oder auf der Haut zu überleben. Allerdings sitzt der Mensch letztlich am längeren Hebel, wenn es darum geht, sie wieder loszuwerden. Zum einen entscheiden wir über unsere Lebensgewohnheiten und somit auch über das Gedeihen der Pilze – z. B. durch den Wechsel luftdichter Schuhe gegen luftige Sandalen bei Fußpilz oder durch die Umstellung der Ernährung bei Pilzbefall des Darms.

Nystatin, der Klassiker aus New York

Bereits 1950 entdeckten zwei Amerikanerinnen einen Wirkstoff, der bis heute weltweit im Einsatz ist. Sie isolierten aus Bakterien eine natürliche Substanz, die einem Bakterium als Waffe gegen Pilze dient, und nannten sie Nystatin. Nystatin ist eines der wenigen hochwirksamen Medikamente, die fast keine Nebenwirkungen haben.

Die Nystatinmoleküle sind so groß, daß sie die Darmwand nicht durchdringen. So verläßt die Substanz unverändert den Verdauungstrakt. Sogar Schwangere dürfen Nystatin deshalb ohne Bedenken einnehmen. Auch auf der Haut kommt es gegen Hefepilze als Salbe, Creme oder Paste zum Einsatz – oder in der Scheide als Vaginalzäpfchen.

Die Wirkungsweise von Nystatin ist einfach: Es macht die Außenwand der Pilzzelle durchlässig und stört ihre Atmung.

Natamyzin und Amphotericin B als Infusion

Chemisch eng verwandt mit dem Nystatin sind die Substanzen Natamyzin und Amphotericin B. Sie wirken genauso wie Nystatin.

Auch wenn Pilzerkrankungen unangenehm und weit verbreitet sind: Rein medizinisch stellen sie heutzutage kein Problem mehr dar.

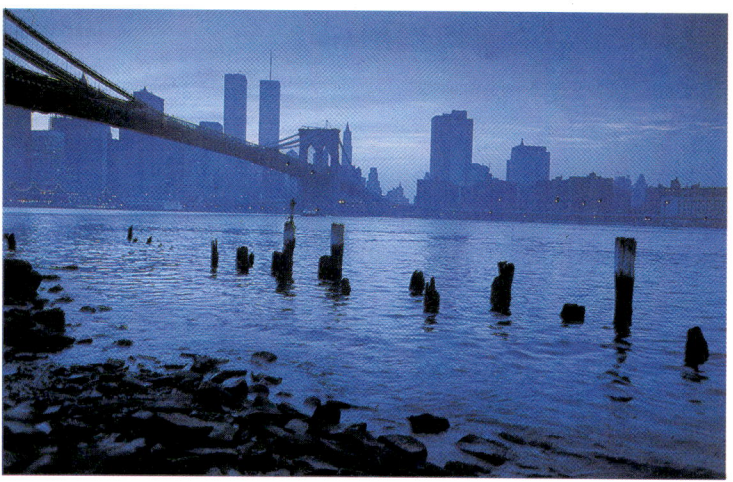

In einem New Yorker Labor wurde bereits in den fünfziger Jahren der größte Sieg über die Pilze errungen: Zwei amerikanische Forscherinnen entdeckten den Wirkstoff Nystatin.

Manchmal verordnen Ärzte auch Amphotericin B als Infusionslösung. So gelangt das Medikament über die Blutbahn in alle Organe und tötet dort die Pilze ab. Diese Behandlung ist allerdings nur bei schwerkranken Pilzpatienten nötig, bei denen die Ärzte die Krankheit nicht mehr anders in den Griff bekommen. Von dieser Behandlungsform wird nicht zuletzt deshalb möglichst Abstand genommen, weil sie schwere Nebenwirkungen haben kann.

Leider helfen Nystatin, Natamyzin oder Amphotericin B nicht mehr, wenn sich die Schmarotzer bereits in anderen Organen oder auf der Haut niedergelassen haben. Zwar kann ihr Ausgangsort der Darm gewesen sein, aber für die Heilung beispielsweise einer Nagelpilzinfektion oder einer Pilzbesiedelung der Lunge reichen die Darmmedikamente nicht mehr aus. Einige Experten fordern trotzdem, in diesen Fällen den Darm mit zu untersuchen und auch zu behandeln, weil er eine mögliche Infektionsquelle ist.

Azole wirken im ganzen Körper

Haben sich Pilze in der Niere, in den Harnwegen oder auf der Haut niedergelassen, helfen die Darmmedikamente nicht mehr allein. Gleiches gilt bei hartnäckigen Pilzinfektionen, die tiefe Hautschichten erreicht haben, oder bei Nagelpilzen.

Dann verordnen viele Ärzte Präparate, die die Darmwand durchdringen und im ganzen Körper wirken. Diese systemische Therapie, wie Ärzte die Behandlung des ganzen Organsystems nennen, war früher problematisch, weil die eingesetzten Medikamente z. T. schwere Nebenwirkungen hatten.

Eines dieser Medikamente ist das Ketoconazol. Es verursacht manchmal Nierenschäden und wird heute selten innerlich angewendet.

Reduzierte Nebenwirkungen

Forscher haben aus diesem Medikament im Laufe der Jahre andere Azole weiterentwickelt, die wesentlich verträglicher sind. Heute verschreiben Mediziner meistens die Wirkstoffe Fluconazol und Itraconazol. Das Itraconazol rezeptieren Ärzte vorrangig bei Pilzinfektionen der Haut und der Hand-

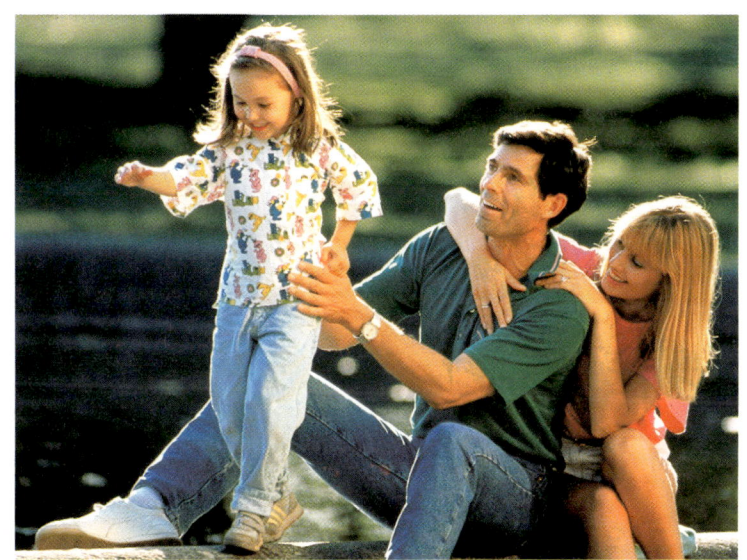

Auch wenn Pilze weit verbreitet sind – das Leben müssen wir uns von ihnen heute nicht mehr schwermachen lassen.

und Fußnägel. Fluconazol geben sie ihren Patienten oft bei schweren Pilzinfektionen der inneren Organe und auch gegen Scheidenpilze. Auch die Substanz Griseofulvin kommt zum Einsatz. Sie wirkt ausschließlich gegen Dermatophyten.

Für den Laien ist es schwierig, die Vor- und Nachteile systemisch wirkender Medikamente zu überblicken. Weil sie aber ohnehin verschreibungspflichtig sind, fragen Sie Ihren Arzt nach Wirkungen und Nebenwirkungen, wenn er diese Medikamente für nötig hält.

Hilfe gegen Pilze von außen

Leichter als im Darm oder gar in inneren Organen sind Pilze auf der Hautoberfläche zu erreichen. Hierfür gibt es fast alle Anti-Pilz-Wirkstoffe als Salbe, Creme, Tinktur, Bad, Pulver, Lack gegen Nagelpilzinfektionen sowie als Shampoo und Lösung. Manche gibt es auch als Vaginalzäpfchen oder -creme gegen Scheidenpilze.

Problemlose Heilung

Am häufigsten verordnet werden heute zumindest auf der Haut Abkömmlinge der Substanz Imidazol. Dazu gehören beispielsweise Clotrimazol, Econazol und Bifonazol. Aber auch das Ketoconazol leistet auf der Haut gute Dienste und hat hier wenig Nebenwirkungen, beispielsweise als Shampoo. Diese Antimykotika verhindern in niedriger Konzentration die Vermehrung von Hefen, Dermatophyten und Schimmelpilzen. In höherer Konzentration töten sie sie sogar ab.

Welche Substanz Ihr Therapeut letztlich für Sie auswählt, hängt immer von dem festgestellten Erreger und Ihrer individuellen Situation ab.

Systemische Therapie wird nötig, wenn Pilze durch die Darmwand gelangt sind und innere Organe befallen haben. Medikamente wie Fluoconazol oder Ketoconazol nehmen den gleichen Weg und bekämpfen die Keime im ganzen Körper.

Über die Autoren

Dr. med. Bernd Guzek ist Redakteur bei einer Fachzeitschrift für Ärzte und Autor diverser medizinischer Fachbücher. Seit einigen Jahren ist Bernd Guzek freier Journalist und Chefredakteur der »Zeitung für Umweltmedizin« in Hamburg.

Gaby Guzek arbeitet als freie Wissenschaftsjournalistin und Sachbuchautorin mit den Schwerpunkten Medizin und Umwelt in Hamburg. Sie ist Mitautorin des Erfolgstitels »Pilze im Körper. Krank ohne Grund?« im Südwest Verlag.

Literatur

Fegeler, Klaus, Nolting, Siegfried: Medizinische Mykologie. Springer Verlag. Berlin 1993

Guzek, Gaby/Lange, Elisabeth: Pilze im Körper. Krank ohne Grund? Südwest Verlag. München 1984

Lange, Elisabeth: Heildiät gegen Pilze im Körper. Südwest Verlag. München 1995

Nenoff, Pietro: Pilzerkrankungen. Ursachen, Erscheinungsformen und Behandlungsmöglichkeiten. Wolfgang Kastner Verlag. Altenholz 1993

Nolting, Siegfried/ Guzek, Bernd u.a.: Mykosen des Verdauungstraktes. Medizinisch-wissenschaftlicher Mediendienst. Hamburg 1994

Seefeldt, Dieter/ Jopke, Frank: Hilfe für den rebellierenden Darm. Südwest Verlag. München 1995

Veneman, Ferdinand: Mykosen. Humboldt Taschenbuch. München 1995

Hinweis

Bildnachweis

Archiv für Kunst und Geschichte: 5; Beiersdorf AG: 89; Das Fotoarchiv: 8 (Eva Brandecker), 13 (Thomas Mayer), 34 (George Shelley); Christian Heeb: 92; IFA-Bilderteam: 39, 78 (Weststock), 63 (Mondadori); Mauritius: 18 (Bach), 58 (Hubatka), 71, U4 (Rosenfeld); Bild-Archiv Michler: 16; Alfred Pasieka: 19, 51; Dr. Lothar Reinbacher: 4, 12, 66; Hans Seidenabel: U1, 70, 74; Tony Stone: 1 (Dan Bosler), 23 (Thomas Salomon), 27 (Chris Baker), 31 (Penny Tweedie), 38, 67 (TSW), 46 (Louis Bencze), 47 (Fiona Alison), 55 (Ralf Schultheis), 59 (Rosemary Weller), 75 (Simon Battensby), 84 (Andy Cox), 93 (Peter Correz)

Impressum

© 1995 Südwest Verlag GmbH & Co. KG, München
Alle Rechte vorbehalten
3. Auflage 1996

Redaktion:
Dr. Alex Klubertanz
Medizinische Fachberatung:
Dr. med. Christiane Lentz
Redaktionsleitung:
Josef K. Pöllath
Produktion:
Manfred Metzger
Umschlag:
Wolfgang Lehner
DTP/Satz:
BuchHaus Gigler GmbH, München
Druck:
Color-Offset, München
Bindung:
R. Oldenbourg, München
Printed in Germany

Gedruckt auf chlorfrei gebleichtem Papier
ISBN 3-517-01671-3

Register